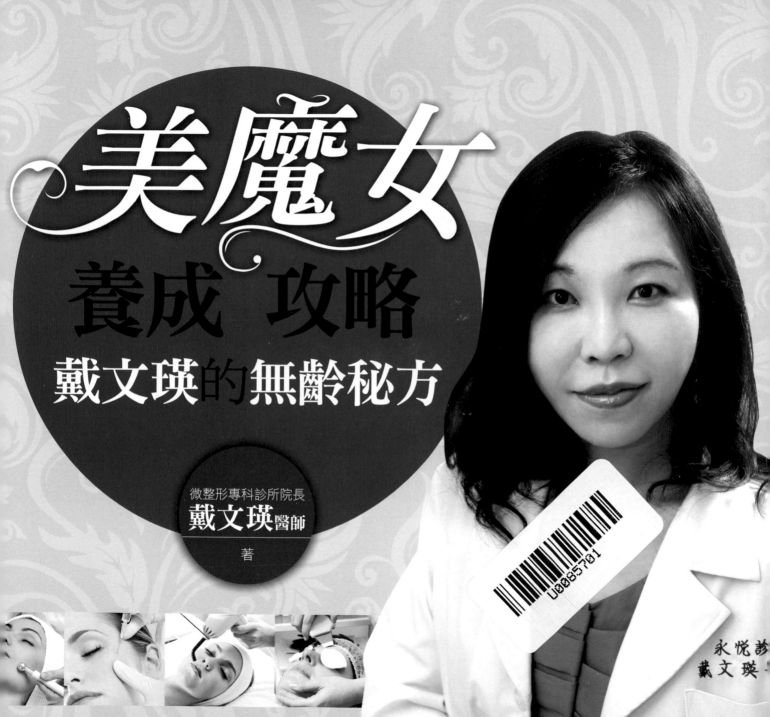

美魔女

養成 攻略

戴文瑛的無齡秘方

微整形專科診所院長
戴文瑛醫師

著

抗老雖刻不容緩，找對方法才是關鍵

我經常在思考一個人的際遇真的很奇妙，回想起六年前我再度回到熟悉的政壇擔任台北市議員來為民服務，因為我是以無黨籍身分當選，所以對於所有民眾的陳情我都是親力親為，絲毫不敢懈怠，唯有如此才不會辜負選民對我的期待。

只要是一忙起來，我幾乎可以24小時不用休息，加上長期以來疲勞不斷的累積，在一次手術過後，我意識到自己的身體健康已經發出警訊了，於是開始積極尋求治療的方法，就在此時認識了戴文瑛醫師，並接觸書中提到的「間質幹細胞療法」，我想大概是老天爺因為要我完成更多為民服務的使命，才會讓我原本總是狀況百出的健康問題得以改善，並且獲得療效。

雖然一直以來我從不注重自己的外表，臉上多了或是少了幾條紋路對我而言並不是重點，但各位可以從我外在氣色及臉上紋路明顯的改善，就不難看出戴文瑛醫師對於照顧患者的那份細心與投入，我已親身感受到一個醫師如何透過專業判斷及評估來給予患者適當的建議，才能讓我在所有治療過程中獲得非常精準的效果，且事半功倍。

身為一個民意代表，我有責任為社會大眾服務及把關，隨著醫學腳步的邁進及科技不斷日新月異，市面上琳瑯滿目的治療方式不斷推陳出新，總會讓愛美人士眼花撩亂、無所適從，但是透過戴文瑛醫師在書中既專業又淺顯易懂的描述，讓所有愛美人士以及注重健康的人增進正確的醫學常識，更重要的是能學會篩選出適合自己而且最理想的治療方式，才能美得安全，所以這本書絕對值得推薦給所有想變美、想健康的人，並成為非常實用的「抗老祕笈」。

——台北市議員 林瑞圖

自序

　　打從醫學院尚未畢業時，就常有不少親朋好友詢問我以後想走哪一科？當時的我常半開玩笑地回答：抗老化科！即使是在當時整型美容尚未普及，而所謂的抗老化治療在醫界更是有如神秘未知的新大陸，我仍然相信有一天一定能藉由新穎的醫學抗老科技，來打造更好的生活品質，延續每個人的年輕活力。

　　從事醫學美容多年，也經常接觸一個個麗質天生或努力養成的美魔女，其中不乏港台藝人、貴婦、專業人士、企業家第二代，常看到她們一邊望著鏡中自己無可挑剔的臉龐，卻一面感嘆著：當女人，好辛苦！有時看著這些美女們汲汲填補臉上一絲一毫不夠完美的線條，但對身體健康已出現狀況的警訊卻毫不在意，難免令我產生「金玉其外，敗絮其中」的感慨！其實，真正恆久動人的容顏，絕對是來自於完整健康的生理機能，這也是啟動了我想專心從事抗老化的契機。

　　兩年前的一場大病，除了讓我差點停掉手邊所有的工作外，更讓我有機會親身接受了最尖端科技的抗老治療。在治療過程中，我一點一滴的感受到身體由裡至外的改變，連人生觀都開始不一樣了！我不再把每天的門診時間用病患填滿，開始養成每天運動以及早睡早起的好習慣，生活模式改變了，之後就能夠有一定的健康基礎，更能敏銳的去感覺生命中處處驚喜美妙之處，在生病之後，我的人生仿若重生一般。

　　而書中所有提到無論是醫美或是抗老化的療程，為了確認安全性及療效，我都堅持先從自己做起的原則，一方面保障客戶的醫療品質及效果，另一方面則是透過與客戶分享療程的過程中，把客戶的需求當作是自身需求，並給予最貼近其狀況的建議，才能使客戶在預算上做最有效的運用，因為客戶開心的笑容就是我最大的回饋。

　　我深深相信，美貌有50% 是天生注定，但健康一定要100% 用心經營，美魔女不只是現代女人的夢想，更應該是永不放棄的信仰！

戴文瑛

Contents

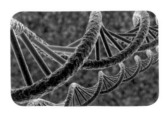
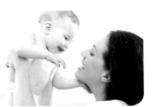
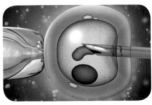

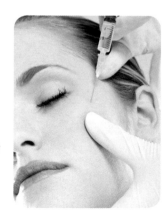

Contents

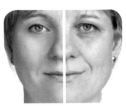
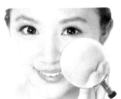
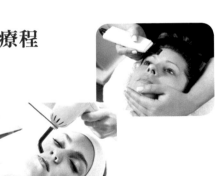

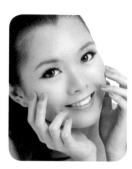
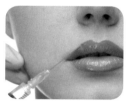
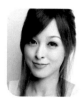

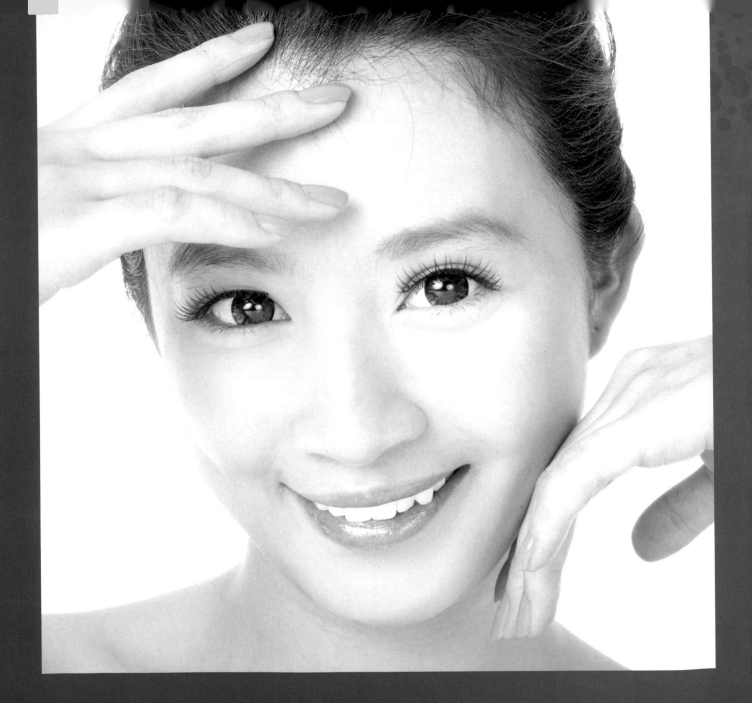

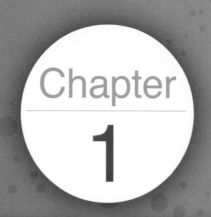

Chapter

1

逆轉時間密碼，超世紀回春術

神奇幹細胞

前言

永遠的時尚女王Coco香奈兒曾對如何愛護自己、維持青春美麗下了一個完美的註解，「20歲的臉，是大自然的贈禮。50歲的臉，則是你自己的造化。」在醫學美容技術先進發展的年代，如只是單單追求皮膚外表年輕化，已不能完全抵禦環境惡化，與外在毒素對體內器官的老化侵蝕，創造由內而外的生理性青春美麗。從體內抗老出發，以幹細胞修復活化再生器官，並啟動DNA基因逆轉回春的醫學技術，是當今最先進且普遍受到醫學界肯定的抗老醫療趨勢。

目前幹細胞療法對於改善各種疾病已有了突破性的進步，不但能重新再造老化器官的組織結構，回復年輕時健康的良好狀態，對很多重大疾病亦有很顯著的療效，甚至發展到可以逆轉已經開始衰老的器官組織，因此被應用於抗老回春醫學的臨床使用上。目前國際上，已

經有相當多人親身體驗幹細胞抗老回春療法，臨床結果證實他們的生理機能都有了明顯提高、體內出現了年輕化趨勢，使功能退化的器官和組織又重新煥發了生機。

幹細胞抗老醫學療法較許多不同的抗老醫學療法之處，主要在於安全無毒性治療，以及可以完全根治的主要突出優點，在臨床醫學應用上，除證實可有良好的療效外，並未有明顯的副作用情況發生。

深入瞭解並印證幹細胞療法多年，一步一腳印伴隨著國內外幹細胞療法醫學技術成長，見證了很多病人因幹細胞療法改善種種重大疾病，身體體質回復到生理性年輕化的顯著效果，加上自己本身的案例，讓我親身見證幹細胞療法對目前醫學無法克服的疾病以及抗老回春醫療，確實具有相當優異的療效。

去年，我的免疫系統開始失調，後來證實是皮膚出現盤狀紅斑，患紅斑性狼瘡，就目前醫學技術，一般對於紅斑性狼瘡這類慢性免疫系統失調疾病，只能以藥物控制，使

病情緩和，但並不能得到一個良好的改善，因此，在目前醫學沒有一個妥善的療法項目選擇下，我開始接受針對改善免疫系統失調的幹細胞療法治療，在接受四次幹細胞治療後，我體內的ANA（＋）變成了ANA（－），很多醫生曾認為不可能會有的療效，在我自己的身上確實見證。（參見附圖）

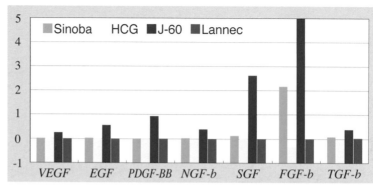

名　　　稱		Sinoba	HCG	J-60	Lannec
VEGF	血管內皮生長因子	0.0164	0.0618	0.25365	0
EGF	表皮生長因子	0.0045	0.0259	0.5579	0
PDGF-BB	血小板生長因子	0.0001	-0.0096	0.93171	0
NGF-b	神經生長因子	0.0093	0.0031	0.38481	0
SCF	幹細胞生長因子	0.133	0.0287	2.62367	0
FGF-b	纖維母細胞生長因子	2.1653	-0.3237	20.5959	0
TGF-b	轉型生長因子	0.799	-0.0159	0.4149	0.004335

幹細胞抗老療法不是神話，它是一項經過醫學嚴格檢測的先進醫學療法，獲得國際專業醫療界肯定，不過目前在台灣幹細胞抗老療法仍屬於剛起步階段，有關幹細胞抗老療法的資訊過於混亂，很多整形醫療診所打著幹細胞的口號，藉此對消費者多收取額外的費用，但實際上許多並非真正的幹細胞抗老療法。

青春不再只是人生的一段時期，也不單是心靈的一種狀態，要如何讓10年後、甚至30年後的自己，活得像年輕時一樣自信，幹細胞抗老療法可以真正達到從體內器官的生理性年輕化，因此，本章將會針對幹細胞抗老療法做一個正確有系統的說明，希望能對想要接受幹細胞療法抗老回春的朋友們有所實際幫助。

修復衰老退化器官，重現青春活力
──不可不知的幹細胞抗老療法

很多愛美人士對於抗老化產品總是來者

不拒，舉凡吃的、擦的、注射的，連口服補充生長激素、胎盤素、生化雷射等療程都願意一試，如之前媒體曾傳出國際知名球星貝克漢與貝嫂都甘願冒著細菌感染的風險，將日本樹鶯排泄物脫水後，連同米糠、水攪拌成面膜敷臉，甚至還有人花了數百萬，出國打了不明來源的抗老化針劑，但這其實多是花了大錢又傷身體。如何能真正達到由內而外的抗老回春效果，修復衰老退化器官，重現青春活力，你一定要知道抗老醫學上最先進的幹細胞療法。

幹細胞早在19世紀就已被發現，當時僅被

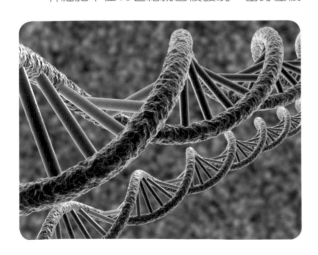

認為是可以產生子細胞的一種原始細胞，但到了20世紀，醫學界對於幹細胞的研究開始有了重大突破，從1912年諾貝爾獎得主Dr. Alexis Carrel提出有關幹細胞對於現代醫療的重要性，該理論重要基礎為，只要能使細胞回復年輕活力，就能使老化細胞重新活化回春，而幹細胞就是具有這項其他細胞無法超越的獨特功能。

Dr. Alexis Carrel劃時代的醫學理論，自發表後一直備受醫學界重視，經過近一百年的研究與臨床開發，現代幹細胞醫學技術，在國際上已經進化到非常成熟的境界，目前在瑞士、法國、日本、加拿大等國的衛生單位，已核准幹細胞為合法醫學療程，並證實擁有其他醫學療法達不到的優異療效，而在台灣，中央研究院已於2002年成立「幹細胞研究中心」，其中的組織工程、再生醫學中心，就是專門負責幹細胞研究的單位。

幹細胞在人體醫學領域，代表可以形成人體各種組織器官的「起源」細胞，多向分化潛

能和自我更新能力是幹細胞目前在醫學上公認的基本特徵。人體生長發育實際上是靠細胞不斷分化，細胞分化在我們一生中從不間斷，而人體在生長發育過程中會自動保留一部份為生長分化的原始細胞，這些未分化的原始細胞就被稱之為幹細胞，一旦有生理需求，幹細胞就可按照發育途徑，透過分裂而產生新的分化細胞，啟動修復與再生的功能。透過幹細胞為媒介，還可催化產生治療基因，再經誘導分化成有效成體細胞，對於治療遺傳性疾病有相當的療效。

幹細胞療法對於體內抗衰老器官保養方面，主要是應用幹細胞自我更新和分化的優異能力，當幹細胞修復身體組織與器官時，可以發揮特殊的導航判別功能，能自動追縱身體有問題的組織與器官，對人體進行「大檢修」，使老化組織細胞增加分裂次數促進活化，當內在器官逐漸被幹細胞喚醒修復後，人體可逐漸回復到如年輕時充滿活力的狀態。

對於皮膚抗老方面，人體皮膚上的幹細胞，在年輕時可持續產生新的皮膚細胞以取代正慢慢死亡的衰老細胞，但是，過了30歲，體內環境改變，這個修復過程隨著年齡增長，幹細胞的數量與活力也會隨著下降，最終，皮膚幹細胞將無法產生足夠能力汰舊換新，也就是無法產生足夠的膠原蛋白，這時皮膚就會開始失去彈性，而這也是皮膚開始產生細紋和形成皺紋的主要原因。幹細胞療法可使皮膚製造更多新的皮膚細胞，使肌膚激生膠原蛋白，並修復肌膚組織，自然有助於撫平皺紋和細紋，並使皮膚看起來更緊緻。

進行專業的幹細胞療法前，醫師會針對每個人的身體狀態，去培養出「量身訂做」的幹細胞，來對特定的疾病做專業的治療，才能在體內抗老回春的領域做很好的應用。另外，為何幹細胞抗老療法適合的對象多數為熟齡的中年人，主要是健康的年輕人體內的幹細胞數量足夠去修補體內的器官，因此，健康的年輕人其實不必要浪費錢去做幹細胞抗老回春方面的療程。

幹細胞抗老回春療法術前該做的事
——檢測你的DNA老化程度

專業的抗老回春醫療可分為三個層次。第一個層次即最基本也就是一般人維持正向健康的生活形態；第二個層次是補強先天遺傳上的

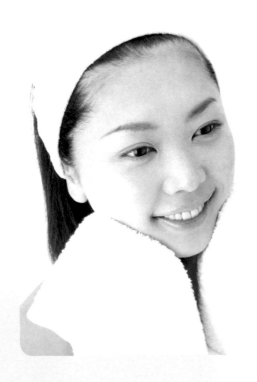

基因弱勢；最高層次是進行DNA修護。而幹細胞療法屬於抗老回春醫療最高層次，也是最重要的一項特點，就是可使人體基因逆轉回春。

我們知道人體老化的主要原因就是DNA被破壞，從外在的紫外線或輻射照射、空氣及水污染，甚至是藥品、食物的污染都會影響，還有內在的情緒壓力。當一個人DNA修護速度遠低於被破壞的速度時，老化腳步一定會加速進行，因此，體內如果有太多受損細胞來不及修復，通常會引發很多連鎖反應，包括影響生理功能、造成器官受損，而這些其實都是DNA老化所造成。

真正專業的幹細胞回春療法，在從體內抽取幹細胞培養前，除必須先經抽血健康檢查的手續，比較具有先進醫療技術的診所還會為客戶做術前DNA老化程度檢測，以一個專業檢測老化的指標值，來做為比較幹細胞療法術後的實際回春程度。

採用最新的DNA老化程度檢測作為檢測老化的指標，相較以往只針對單項疾病檢測，或

檢查酵素跟疾病的病發或感染當作指標相比，較具有公信力的主要原因是DNA的老化端粒酶縮短程度。當端粒酶縮短時，會在血液中釋放兩種酶：cramp及chitinase。因此，當DNA開始呈現老化時，這兩個老化指數在血液內就會大大升高；反之，當DNA被修復時，這兩個指標就會下降，以此來做為檢測細胞實際生理年齡的一種指標。

雖然這樣專業的DNA老化程度檢測，成本比起一般生化檢查或抗氧化檢查相對高出許多，一般坊間醫院、診所或檢驗所也多不具有專業的儀器與醫療技術可以執行，但是在進行幹細胞療法前，最好還是選擇有比較術前與術後的檢測標準儀器，來測試體內的DNA是否因幹細胞療法而恢復真正的年輕活力，免得花了大錢，又不清楚是否真達到回春抗老的效果。

另外，需要特別一提的是，對於逆轉基因佔有決定性因素的端粒酶，在目前醫學美容醫療與保養品市場相當受到矚目，有些保養品號稱添加了端粒酶的精華液，每毫升就要價上萬

元，事實上，端粒酶的分子很大，並無法直接以保養品塗抹的方式導入皮膚底層，達到活化基因的作用。

另外，有些採取直接注射進入人體內來補充端粒酶的方式，其實有很高的癌化風險，人體內端粒酶如被過度活化，代表細胞處於不正常分裂的狀態，可能會刺激癌細胞生長。幹細胞療法與直接補充端粒酶最大的不同之處在於，幹細胞療法是以間接的方式，使人體端粒酶耗損力降低，相較於直接補充端粒酶，無法有效掌控端粒酶活化程度，幹細胞療法可使體內端粒酶維持在安全平衡的狀態，來達到基因年齡逐漸變年輕的效果。

以自己身體採集培養的幹細胞做療程，可以避免排斥現象與後遺症

幹細胞療法最重要的一個環節在於幹細胞萃取來源。雖然幹細胞可以從動物或其他人造方式製造，但幹細胞取得最安全的來源為人體自體，從人體自體取出幹細胞最大的優點，就

是不會產生排斥等副作用後遺症。

　　幹細胞抽取後由專業實驗室經過一段時間的分化與培養，平均需要三個禮拜至一個月的時間，才可培養出幹細胞，很多民眾到海外做幹細胞療法療程時間如果不長，多是以動物活體採集的幹細胞來做替代，不是真正從人體萃取的幹細胞。

　　而人體幹細胞如果沒有經過純化、優化、擴增等培養的程序，只是自體抽取，然後經過短時間的離析萃取再植回人體，幹細胞產生的數量少之又少，是無法產生任何回春及抗老效果。而且自體幹細胞的培養需要在具有特定無菌規格場所中進行，目前整形美容界中許多診所，利用自體抽取的脂肪，經過簡單的離心萃取，並沒有經過一段時間的活化培養等程序就注入體內，不但無法達到回春效果，也容易增加感染風險。

　　總體來說，應用人類自體幹細胞做萃取培養，在臨床醫學應用證實可達到良好的療效，只要監控得宜，幾乎可以說沒有明顯後遺症與

副作用情況發生。自體幹細胞技術未來發展，讓任何人都可使用自己的幹細胞修復與再生病變的組織器官，並延緩老化。如過去很多人為去眼袋而割除的眼窩脂肪，現在可以被醫師拿來廢物利用，以培養出幹細胞，修復眼角膜上皮組織的能力。人類自體幹細胞療法不但安全，且具有無限可能的優異特性，為其他動物活體等幹細胞所無法比擬。

從人體脂肪可以萃取具有優異功能的間葉幹細胞

　　幹細胞種類有很多種，根據目前的科學研究，人體中多數的組織都存有幹細胞，但以骨

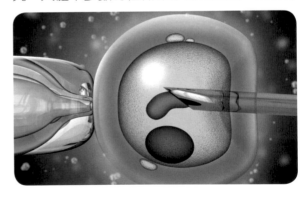

髓所分離幹細胞的分化能力與品質最好，但採集困難；另一個幹細胞的來源是脂肪，脂肪中含有豐富的間葉幹細胞（mesenchymal stem cells），且取得容易，是臨床分離幹細胞的最佳來源。反觀血液，雖然抽取容易，但血液中無法取得間葉幹細胞。

取得豐富的間葉幹細胞為何重要，主要原因是間葉幹細胞跟其他幹細胞相比，具有體外增殖及多重分化能力，使得許多原本臨床上無法輕易解決的困難疾病，藉由間葉幹細胞獲得了很好的解決。

另外，間葉幹細胞的生長和分化能力相當優異，能夠在體外大量增殖，可以培養出幹細胞療法所需足夠的幹細胞數量；此外，對於人體為何會老化的研究方面，目前醫學界相信，其中一個原因可能和間葉幹細胞的數目及能力下降有關。

雖然間葉幹細胞也可以從骨髓分離培養出來，但具有採集不易的缺點，並不被目前幹細胞療法所普遍應用，且在培養的過程中，從脂肪中取得的間葉幹細胞繁殖能力也比從骨隨中取得的間葉幹細胞強，在臨床從脂肪取得間葉幹細胞的過程前，建議過瘦的人最好先養出些脂肪，才容易從脂肪中採集足夠的間葉幹細胞來做培養。

如何才能辨別幹細胞抗老療法採用的是真正幹細胞

要如何分辨真正的幹細胞，可以從採集方式、培養時間、功能鑑定以及表面抗原鑑定方式來判別。某些組織要分離出幹細胞的機率很低，且幹細胞分離培養需數週的時間，未經過純化篩選並無法得到幹細胞，而分離純化所得到的幹細胞，必須具有多重修復的能力。另外，每一種細胞都有特殊的表面抗原組合，如同細胞的身分證，幹細胞也有特定的表面抗原組合，這些判別幹細胞的方式，對一般想要做幹細胞療法的人確實並不容易，因此還是建議選擇專業從事幹細胞療法的診所與值得信任的醫師。

很多民眾私下赴對岸或海外尋求治療，曾發生不慎引起感染，或致命的案例，追究原因，主要是對岸的醫療水準良莠不齊，給病人注射的可能是嚴格實驗室標準程式處理的豬、牛等動物幹細胞，甚至是來源不明的製劑。在台灣，因有政府機構嚴格把關，且台灣幹細胞醫療科技非常先進，病患如有需求，還是在台灣尋求治療才是最安全的選擇。

臍帶血是幹細胞嗎？

在幹細胞醫學發展早期，嬰兒出生後遺留在胎盤和其臍帶血中的血，曾是萃取幹細胞主要的來源，不過有一個重點需特別提出，臍帶血並不代表就是幹細胞，臍帶血只是幹細胞取得的來源之一。

一般臍帶血銀行的服務為保存臍帶血，並無分離及保證能培養幹細胞等醫療技術。另外，臍帶血中可培養出的為含量較多的造血幹細胞，主要功能只在分化成為血液細胞，如紅血球、白血球等，對於血液方面疾病具有較明確的療效。

撫平皺紋，恢復皮膚彈性與光采 ──神奇的皮膚青春幹細胞

在醫學美容技術發展過程中，最值得一提的就是基因和幹細胞這兩大重要且具有劃時代意義的科技。幹細胞可以修復人體許多器官的特性，雖然已經獲得普遍證實，但目前幹細胞療法被應用於表皮修復仍處於起步階段，尚未被廣泛應用，但在可預見的未來，它將可取代DNA技術成為醫學美容回春的新主流。

在人體皮膚的幹細胞，被稱為皮膚青春幹細胞，為保持肌膚年輕的泉源。人隨著年紀增長、工作勞累與外在環境毒素侵蝕，會使皮膚青春幹細胞生命力衰退，無法促進膠原蛋白有效生成，肌膚就會開始鬆弛、出現皺紋，光澤漸失轉為黯淡，皮膚青春幹細胞可以重啟皮膚的青春活力、增加足夠膠原蛋白再生，使皮膚真皮層厚度和密度增加，進而填平皺紋，並恢復肌膚年輕時的彈性與光澤。

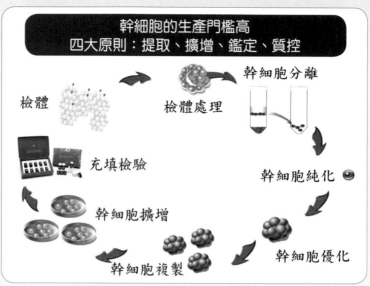

幹細胞的生產門檻高
四大原則：提取、擴增、鑑定、質控

檢體　　檢體處理　　幹細胞分離

充填檢驗

幹細胞擴增

幹細胞複製

幹細胞純化

幹細胞優化

幹細胞抗老化手術流程圖

當皮膚青春幹細胞可源源不斷地滿足皮膚需要時，皮膚老化問題就可以有效地預防，重現年輕時的狀態。這種轉化和賦活能力，就好像是皮膚的不同層次一下子被許多新生的細胞所充滿，皮膚的活力瞬時被增強，如同重新調整了皮膚生命活力的時鐘，讓肌膚變年輕。

另外，在美國已有科學家研發出利用幹細胞噴槍，讓嚴重燒傷受損的皮膚在數日內癒合的新療法，稱為「幹細胞噴槍治療」。這種療法須先抽取受傷病患的健康幹細胞，使其重生，然後再將其噴到受傷皮膚，從皮膚切片、取出幹細胞，到進行噴射，整套療程只需要一個半小時，受傷皮膚癒合時間則可縮短到只需要數天。皮膚青春幹細胞的應用從撫平皺紋、除疤，現已拓展至更多元的應用領域。

幹細胞抗老療法的手術過程

幹細胞抗老療法的手術過程其實很簡單，除先經過基本驗血程序與DNA老化程度檢測外，專業的抗老醫學診所，會從人體脂肪萃取優質的間葉幹細胞，如做小型抽脂手術，抽脂量僅有10-50cc，手術過程相當簡單且安全，然後再把萃取出的幹細胞經過三至四週的時間，培養出一定的幹細胞量後，再回診所進行幹細胞導入療程。

需注意的是，要達到幹細胞生理性年輕化的回春效果，成人每公斤所需的幹細胞數最少為100萬顆。如果體重為70公斤，植入的單次幹細胞劑量就需要有7000萬顆幹細胞數。因此，從專業實驗室的萃取過程中，要確保達到

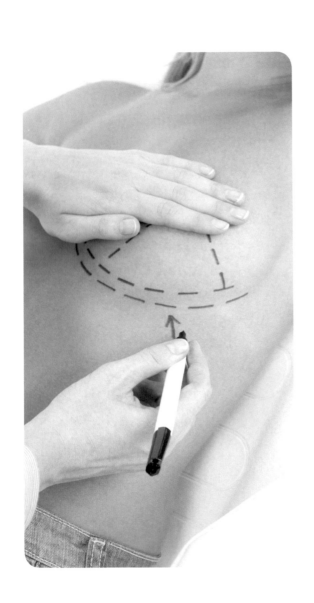

所需要的幹細胞量數，幹細胞療法才會發揮預期的效果。

幹細胞迷思：自體脂肪豐胸真的可以豐胸又回春？

目前台灣很多診所執行的幹細胞自體脂肪豐胸手術，標榜可以達到豐胸與回春的雙重效果，事實上是誤導消費者，這些手術，經過醫學實驗室專業研究分析後發現，當脂肪移植的過程中把部份幹細胞萃取出來時，當下就有部份幹細胞會因此損傷，然後再經過其他萃取階段的耗損，真正可被定位為幹細胞的比率相當稀少，幹細胞數量不足，當然不可能達到抗老回春的效果。

一般整形診所號稱幹細胞自體脂肪豐胸的幹細胞量數，除了多達不到真正抗老回春所需要的幹細胞數量，這些非從專業幹細胞實驗室所萃取的自體脂肪幹細胞，多數其實只是生長因數，作用僅能使這些生長因數去誘導在自體脂肪填入的部位長出新生血管，使自體脂肪豐胸的效果維持比傳統補脂方式長久。

另外，幹細胞自人體萃取後至少需要三週的時間培養，很多診所號稱在自體脂肪移植的過程中，只要經過機器短時間純化後，就可以將幹細胞萃取出來，再配合豐胸手術就可把幹細胞導回體內，達到豐胸及抗老回春雙重效果。但事實上，若沒有足夠的時間培養幹細胞，這樣的手術過程只是把從人體抽取出來的幹細胞濃縮後再導入自身體內而已，幹細胞數量根本沒有增加，填補器官組織的加乘效果令人質疑。因此，在選擇幹細胞自體脂肪豐胸療法前，建議還是多做功課，謹慎為宜。

需特別留意的「胚胎幹細胞」療法

幹細胞根據分化潛能，可分為全能幹細胞、多功能幹細胞與單項功能幹細胞三大類外，如再依組織做細部分類，還可分成胚胎幹細胞、造血幹細胞、骨髓幹細胞、脂肪幹細胞、神經幹細胞、成骨幹細胞、視網膜幹細胞等多種幹細胞，其中胚胎幹細胞屬於胚胎發育的最早期，比臍帶幹細胞早，屬於最高階的幹細胞等級，具有可自行發育成為體內200多種細胞類型的能力，可以形成人體複雜的組織和器官，因此在幹細胞醫療領域上，「胚胎幹細胞」被視為具有最高等的細胞再造功能。

不過，從人體採集胚胎具有道德倫理的爭議，且有發生潛在疾病的可能，目前只有瑞士被核准在醫療上作應用，但也規定胚胎幹細胞的取得來源僅限於動物活體。由於胚胎幹細胞取得來源目前仍以動物為主，因此從動物取得胚胎幹細胞的方式相當重要，必須確認過程中完全無汙染，且在低溫、無菌的環境中進行，才能阻隔細菌及微生物生存的可能性，並以先進的分離技術，避免人體產生過敏及排斥的可能性。

另外，在「胚胎幹細胞」療法植入人體的選擇方式上，從臨床實驗中發現，雖然不同動物的組織細胞生理化學具有相似性，但亦會有類似排斥過敏的現象產生，尤以注射的方式植入胚胎幹細胞發生排斥過敏的機率最高，因此目前多以口服的方式讓人體吸收。

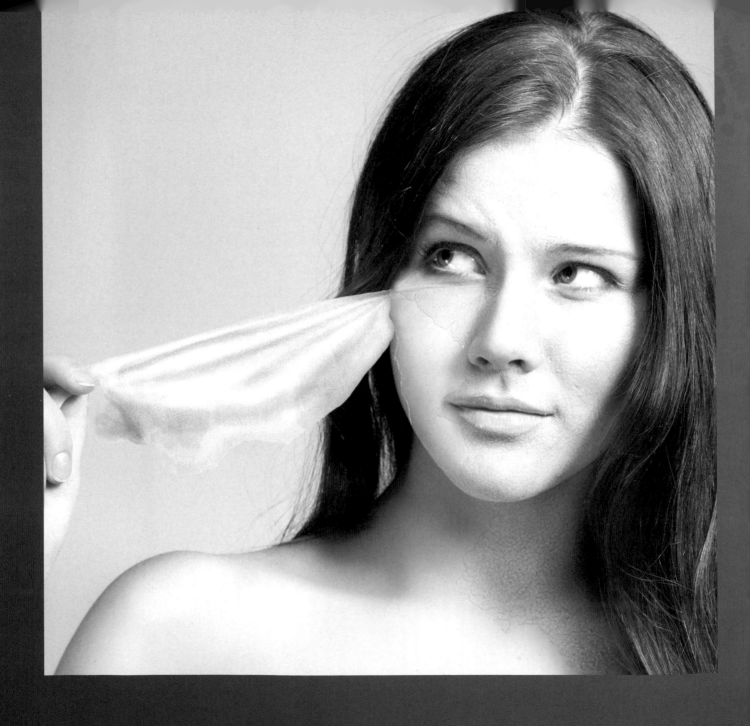

Chapter

2

體內大掃除，打造健康好氣色

不可少的血液排毒
淨化抗老療程

前言

日本311大地震，引爆了一連串核外洩危機，由於輻射劇毒物質可能對人體造成的危害，使人類不得不再次省思，雖然現代科技與都市化帶給人類生活便利，但相對也使我們的生活環境充滿許多無形的毒素，對人體造成危害，加上現代人飲食習慣多有偏差，放縱的夜生活等不良因素，隨著人的年紀增長，身體機能開始衰退，且因大環境與生活環境不佳，所造成的不良物質等毒素在體內累積太多，使得血液品質惡化，除了常會讓人處於精神不集中、疲憊的狀態，更是人體器官與外表加速老化的元兇，「血液排毒淨化」的抗老回春概念，近年來在國際間逐漸受到醫學界的重視。

到底什麼是「血液排毒淨化」？簡單來說，就是把累積在血液中的不良物質排除，為身體做大掃除，再將好的物質導入，以促進人體器官活化，達到健康回春的保健效果。

雖然我們可以藉由改善生活習慣與飲食觀念，慎選攝取的食物，「吃有營養的食物、遠離不良誘惑」，但美食當前，還是會忍不住吃個幾口，要有恆心真正做到的人畢竟有限。而對於那些吃喝煙酒百無禁忌的人，年輕時或許體力還可以抵抗對身體這般的摧殘，但是當年紀大了，長期累積在血液中的毒素便會開始作怪，疾病便如同各種惡魔被釋放，回頭來找身體算總帳。

在抗老醫療的領域上，針對「血液排毒淨化」的醫學科技，已發展到相當成熟與普化的階段，不論快速見效的高階「血液離析淨化療程」，或是近幾年來在台灣被熱烈討論的「雷射光纖淨血療法」，都被許多追求健康及愛美人士廣泛接受。

當文明社會逐漸走向高齡化，人們為了抓住青春的尾巴，拒絕老去，抗老回春便成了國際間不可忽視的社會文化革命。

人們渴望留住的，不只是外表體態的年輕美麗，更希望保有年輕時的健康與活力。如果

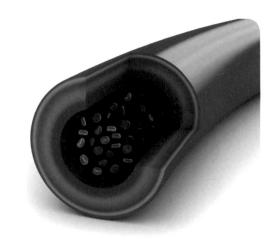

不希望自己看起來老態、過時，顯得一副沒有競爭力的樣子，「血液排毒淨化」是不可少的抗老醫學療程。

本章將針對時下最熱門的「血液離析淨化療程」與「雷射光纖淨血療法」，做有系統的概念說明。最後再次提醒，想要讓外表顯得年輕不老，最重要的還是要養成良好的飲食及睡眠習慣，並且搭配運動，才能有效對付老化。希望大家可以多愛惜自己的身體，才能留住青春的健康狀態。

「血液離析淨化療程」為血液做大掃除，排除體內過量自由基與不良毒素，延緩老化

血液除了是人體的生命泉源，品質優良與否跟健康息息相關外，也是人是否能青春永駐的重要關鍵。血液中自由基含量如過量，對於外在容貌老化有很深的影響，且當人體無法負荷大量外在毒害因素的侵蝕，血液成分就會惡化，如同清澈的溪流無法順暢流通，便會開始

出現汙濁骯髒的情形，當血液濃度過份黏稠導致血流不順時，血液中的不良物質與毒素等老舊廢物質就會慢慢累積，對人體健康產生很大的影響，並加速體內器官老化。

「血液離析淨化療程」對於延緩老化的基本原理，就是能排除血液中的最大分子自由基與有害物質，為血液做大掃除，如同排毒。當血液淨化後，再補充適量濃度的抗氧化劑和自由基清潔劑，就能回復進而維持年輕的健康狀態。

許多醫學研究指出，人會衰老，主要是氧自由基攻擊傷害細胞所造成，當隨著年紀增長，體內的活性自由基會漸漸增加，且體內抗氧能力也會降低，無法維持清除過量的自由

基，過量的自由基會使皮膚中的膠原蛋白僵化失去彈性，皮膚就會開始產生皺紋。

對於很多人害怕的老人斑，出現斑點的主要原因，也是人體產生過量自由基的結果，而當自由基攻擊皮膚時，體內的蛋白質會產生「脂褐素」，亦即所謂的老年素，而且會隨年齡增加而增多，此時就會在臉上或手上形成老人斑。

「血液離析淨化療程」除可進行人體有害

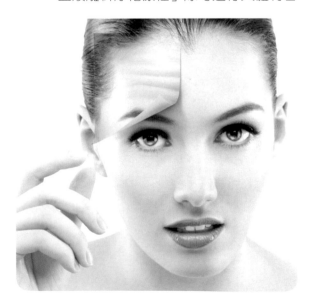

物質的大掃除，還能清除體內發炎分子，讓血液黏稠度降低，甚至還有清除過敏原的益處，許多人經過血液淨化後，都能感受到精神體力變好，痠痛情形也較能獲得改善；就長期作用而言，還具有免疫力提高、膚色變明亮、老人斑變淡的效果。

近年來西醫對於血液作為醫療媒介的研究可說多不勝數，但其實早在中國醫學五千年的歷史中，也曾記載過自體換血的醫學邏輯，希望藉由血液淨化的過程，最終達到抗老化的效用。現代醫學美容領域經不斷演進後，已發展出透過血液淨化來促進體內細胞修復與再生的成熟技術，讓抗老化的目標提升到以身體最小分子細胞以及血液的淨化來達成，使美麗由內而外自然顯現。

血液離析淨化療程力抗三高文明病

總覺得血管硬化、高血壓等是老年人才需要注意的疾病嗎？現代人多半因為生活作息不規律、工作壓力大及缺乏運動，不知不覺中

使得血液中的致病因數及濃稠度大增。血液汙濁不但會產生過量自由基造成人體老化，當血液中的水份比率太低，膽固醇及三酸甘油脂過高，導致血液黏稠，就形成所謂高血壓、高血脂和高血糖的「三高文明病」，對於嚴重的患者，「血液離析淨化療程」除可延緩「三高文明病」對生命的危害，對於打擊這些疾病也有相當立即且顯著的優異成效。

　　「血液離析淨化療程」抗三高的療程概念，就是將血液分離為血球與血漿，把血球先送回人體，血漿部分則使用半透膜技術，除去特定之致病因數，有效率的將「三高」等不良毒素排除，最後把淨化過的血漿再送返人體，以達到血液淨化的目的，而血液離析淨化療程所移除的血漿大分子物質，即為動脈硬化的重要危險因數，該療程同時能大幅降低血液黏稠度，明顯改善周邊微細血管循環，減少中風的風險。有些人在經過血液離析淨化療程後，甚至解決了嚴重的頭痛、失眠與過敏等問題。

　　另外，臨床上發現，患者在淨化血液

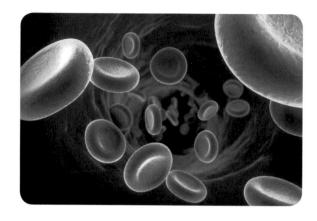

後的共通點為，動脈硬化指數平均都能降低10%-50%，顯示罹患心血管疾病與中風的機率都降低許多；再者，不少慢性過敏的病人過敏情況也獲得改善。此外，對於患家族性高血脂症或心血管疾病的人，在經過幾次「血液離析淨化療程」後，也能讓血脂肪降低，進而預防可能發生中風的危險。

　　血液離析淨化療程對於已經有動脈硬化的患者而言，除能在短時間內大量有效去除動脈硬化之危險因數，使心血管疾病、腦中風等機會降低，清除過量自由基以延緩老化外，還附帶有促進新陳代謝、加強免疫力、改善周邊循

環、降低過敏情況，以及減少疼痛病因等多重療效。

「血液離析淨化」與「血液透析」療程有何不同？

很多人常對「血液離析淨化」與「血液透析」療程產生混淆，其實兩者大大的不同，一般「血液透析」療程僅適用於需要洗腎的患者，血液透析（洗腎）只能清除腎臟代謝後的尿素、肌酸酐等小分子廢物，與「血液離析淨化」療程要去除的血脂肪、免疫複合體、自由基等大分子物質完全不同。

血液離析淨化療程安全嗎？會不會有感染風險？有哪些應注意事項？

一般而言，「血液離析淨化療程」過程極為平順，在專業醫師照護下，注意身體治療量與代謝平衡，基本上是相當安全的，就如同捐血一樣，且在良好的醫療環境下，療程中，所有血液、血漿都是在經過消毒無菌的密閉系統中流動，沒有與機器或外來傳染源接觸的機會，使用的耗材皆是原裝，且只能單次使用，無法回收重複使用，而且血液、血漿分離器質料為先進的人工合成膜，也極少有過敏的情形發生。

目前先進的血液離析淨化療程每次僅約耗時60分鐘，且單次淨血量僅占血液總量的25%，取代傳統一次性70%的淨血量，以每季一次的多次療程方式，降低單次血液清洗量過高，所可能產生的血液凝固風險。另外，傳統式單次高比例的血液淨化療程，除所需的時間必須拉長外，約4-5小時，風險性較高，對於體力較差的人，產生失溫的機率也會比較高。

另外，需特別注意的是，若是40公斤以下的紙片人或患有地中海貧血、凝血功能異常或血癌患者，不建議進行血液淨化的療程。若是第一次洗血，術前術後都應進行血液檢測評估，來決定適合的療程。

血液離析淨化療程前，專業負責任的醫學診所會先檢查患者的呼吸、脈博、心跳與血

壓，並詢問是否為空腹狀態，以預防血糖過低，且還會協助放鬆心情，以降低陌生的恐慌感，另外，在抽完血後與離開診所前，均會再一次檢查呼吸、脈博、心跳與血壓，以確認身體的健康狀態。

　　血液離析淨化療程施行後一週內要避免喝酒，也要忌口，進食清淡的飲食並配合適量運動。血液離析淨化療程如同給身體重生的機會，療程後要好好善待自己，維持健康的作息與飲食，平日多分配點時間讓身體動一動，才是抗老化的最佳之道。

擁有童顏好氣色，輕熟女淨化排毒的最愛──光纖淨血雷射

　　亞洲的輕熟女族群，在日常生活中就相當注重身體保養，這一點

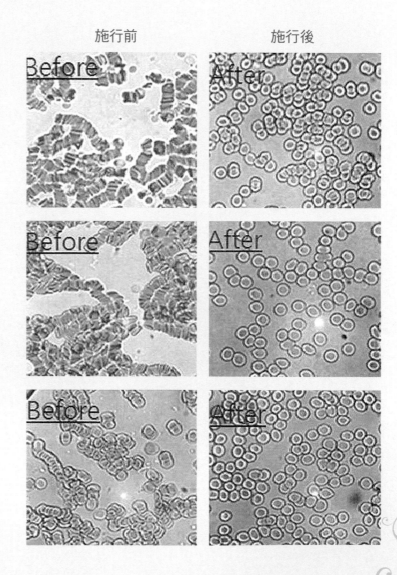

施行前　　　　　　施行後

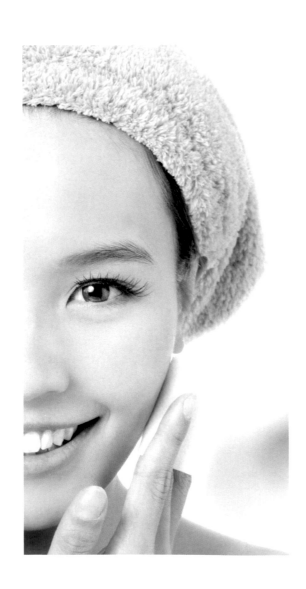

我們可以從保健商品熱賣的趨勢獲得證實。如果身體狀態與血液品質尚能維持在一定水準，還不是很需要做血液離析淨化的高階療程，但是想要有童顏般青春氣息，皮膚緊緻光彩，光纖淨血雷射可說是最經濟且有效的選擇，近幾年在亞洲地區相當受到輕熟女族群的歡迎，在台灣，當光纖淨血雷射儀器受到衛生署認證，確認安全性後，也悄悄在愛美人士間掀起熱潮。

　　光纖淨血雷射療程吸引人的地方，在於它不是用一袋袋鮮血來換取健康，而是利用先進的生化科技療法來淨血，促進循環達成健康的目的。在過去，光纖淨血雷射被稱為低能量靜脈雷射，是1990年蘇聯科學家利用632.8nm的低能量氦氖紅光雷射，經由靜脈做體內輸入來治療有關血管病變，過程中發現大幅改善了局部病灶的微循環，且光纖淨血雷射全面性的從體內讓血液掃毒，增加紅血球帶氧量，進而提升組織當中的氧氣含量，因而開拓了全新的應用領域。

　　光纖淨血雷射的療程原理，主要是利用光纖導管把低能量紅色生化雷射光，經由靜脈導入

血管做照射約一小時，如同植物接受光合作用，進行一系列生化、物理、生物分子、光化學效應之間生物能量的傳遞，汰除血液中不良老廢物質，並強化紅血球的帶氧能力，增強紅血球的彈性，讓氣色回復到如同桃花般健康粉嫩。

另外，現代人面對非常多的內在與外在壓力，外在壓力包括污染、飲食還有化學毒物，內在壓力則來自情緒起伏或是新陳代謝。很多現代人出現身心官能症、自律神經失調、免疫失調，或是渾身酸痛，經過檢查卻找不出病因，醫師也常歸咎於壓力引起。目前醫學發現，以光纖淨血雷射除可回復健康好氣色外，在臨床上還能見到三大類效果。

第一，改善睡眠障礙。尤其是中年女性多多少少都會有睡眠障礙，大部分都是壓力引起的自律神經失調，透過光纖淨血雷射，可以平衡體內生物電場，調整自律神經的作用，通常在經過3-4次光纖雷射淨血後，超過90％病人即會感覺能夠睡得比較深沈。

第二，改善關節疼痛。由於光纖淨血雷射能帶給細胞正常能量，刺激體內自我修復及排毒能力，尤其在顯微鏡下能觀察到紅血球的彈性變好，血液的黏稠度下降，相對讓紅血球攜氧量增加，促進體內許多酶的作用，因此改善了局部的發炎疼痛。

第三，有膚色淨化、去斑效果。很多人為了膚色不夠白或臉色蠟黃，打了很多美白針或排毒針，但對於輕熟女族群，建議還是把美白排毒針當作日常保養，如要全面性的從體內讓血液掃毒，光纖淨血雷射療程還是比較值得推薦且經濟的選擇。當血液中的紅血球帶氧量增加，相對提升了組織當中的氧氣含量，讓全身的膚色都會變得比較明亮，呈現整體性的亮膚效果。對於臉上的斑點，雖然打雷射就能去除，但如果血液中的垃圾或毒物過多，還是會不斷長出來，所以還是建議選擇光纖淨血雷射的體內大掃除方式，才可發揮治本的去斑效果。

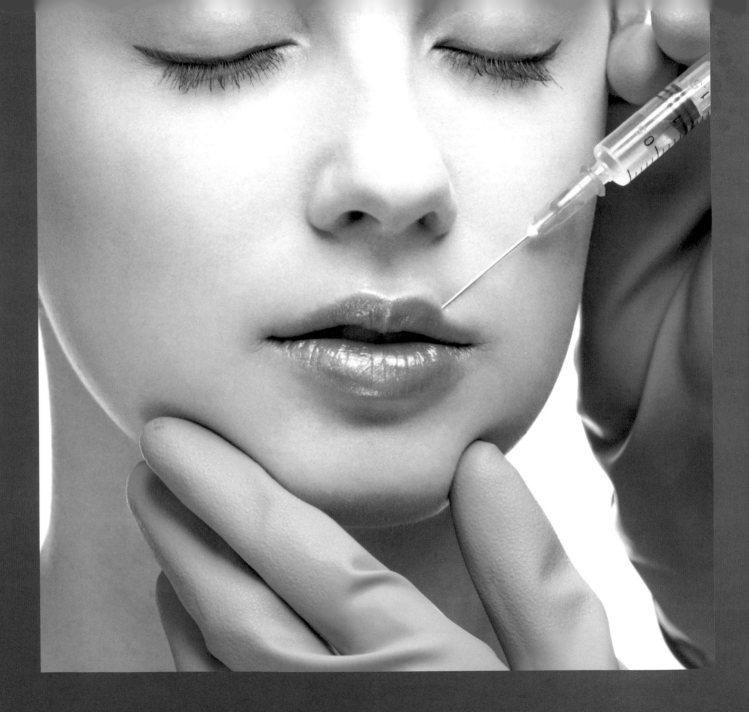

Chapter 3

美麗又抗老，最佳體內保養品

美白排毒點滴

前言

在西方，人們熱衷日光浴，追求古銅色肌膚，來炫耀自己有錢有時間可以度假，社會地位很高；而在東方，深色肌膚是勞苦大眾的標誌，白白胖胖則象徵有錢人能過上好日子，尤其是亞洲女性，對於美白的追求，就像人類對於光明的追求一樣從未停止。

近幾年來，美容醫學常識普及，世界各地的人們開始體認到日曬是皮膚老化的元兇之一，並可能導致皮膚癌、雀斑、黑斑等皮膚問題，使西方女性對膚色的審美標準也開始逐漸改變，讓淨白透紅的膚色，漸漸成了普世的審美標準，且現代人對於美麗的自我要求越來越高，不但要白得好看，還要看起來自然健康。

根據專業的醫學美容研究指出，先從體內排出毒素，使身體機能健康，對於讓肌膚擁有美白光澤有很大的幫助。當出現工作過度、心理壓力加重、生活作息不正常、飲食不均衡等情況，都會讓細胞製造出更多的廢棄物，使表皮細胞失去原有的活力及再生能力，使肌膚顯得暗沉、無光澤，並逐漸失去彈性，這時即使擦再多的美白保養品也無法改善。美白是一個由內而外的護理工程，先排毒、後美白，是一種非常先進的美白概念。

我們知道皮膚的老化分為內在及外在兩大因素，內在因素主要與基因、器官老化、身體健康、生活型態有關，外在因素則主要跟日曬、保濕有關。適當的運動、良好的生活習慣及飲食，可以減緩皮膚及內在器官老化的速度，至於對於皮膚表層的保養，雖然市面上一般的保養品可以藉由防曬及保濕，使表皮肌膚因環境刺激所造成的老化程度減輕，但對於身體機能變差所導致的臉色暗沉，並無法有效改善。

傳統女性的美白觀念認為，每天出門前一定要全副武裝，擦上種種的美白保養品、隔離霜、遮瑕膏、粉底、粉餅等等，其實美白保養品對於肌膚的主要作用，只是讓皮膚保持原有

的顏色，或者是將曬黑和曬傷了的皮膚還原，讓它更透明、美白的效果有限，不當使用反而會對肌膚造成負擔。要有白皙膚色，如果沒有把內在體質調理好，肌膚就很難擁有由內而外的自然美白光彩。

台灣醫學美容技術目前已經達到與國際接軌的高水準，國外風行的美白排毒點滴療程，

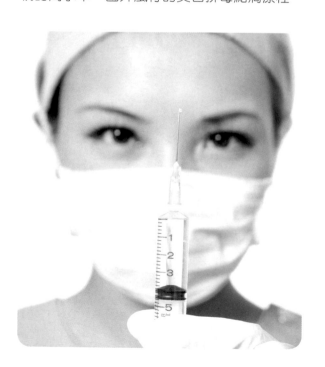

在台灣這幾年因民眾的知識水準提高，藉醫療手段來改善體質，使自己變得更漂亮更健康有活力，除了保養皮膚外，恢復疲勞、增強免疫力、消除體內毒素等多方面生理需求也希望能有效率的解決，使得美白排毒點滴的療程概念在台灣醫學美容診所不但接受度很高，詢問度也相當高，因此在本章特別把幾個重要的醫學概念釐清，讓民眾對美白排毒點滴療程有基本的認識。

什麼是美白排毒點滴？

我們常聽到打美白針，但美白針只是用來美白皮膚嗎？千萬不要被字面上簡化的名稱誤導了。其實美白針真正在專業醫學領域，是屬於一種雞尾酒式的點滴療法，在經過醫師專業的診斷與應用後，成為可以保養排毒、抗老化、抗癌、增加免疫力、恢復體力、保護肝臟、治療種種不明病痛的配方療程，因此，美白針在專業的醫學美容領域被稱為「美白排毒點滴」。

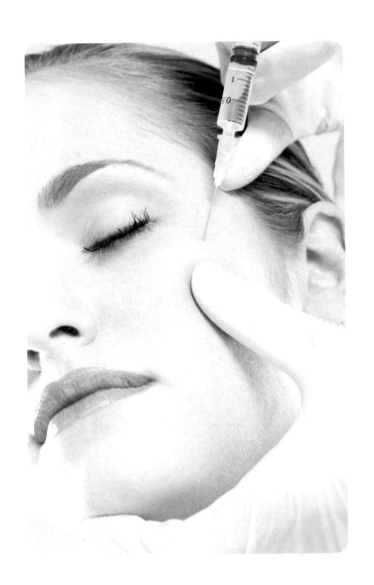

亞洲女性除非是天生麗質，光是要維持皮膚表面的靜白亮麗，就需要下很大的功夫，尤其在夏天，每天出門都要與毒辣的陽光來場大作戰。做好防曬保養，是擁有健康白皙膚色重要的基礎課程，如果要進階達到由內而外的健康透白標準，除了外用保養品外，很多人還吃下許多不知能不能代謝的維他命與保養品，殊不知這對身體是很大的負擔。自從前幾年藝人大S透露自己能保持健康白皙的肌膚，靠的就是美白牌點滴，加上媒體大力宣傳，使美白排毒點滴近幾年成為台灣醫療美容診所的熱門療程之一。

但有一點須特別提出的是，一般醫學美容診所價位低廉的「美白針」，與高等級的美白排毒點滴還是有很大的差距。很多美白針其實只有美白阻斷黑色素，再加上複合性維他命等配方，並不能達到體內排毒，甚至於逆轉回春的神

奇效果，因此價位也多較低廉。

　　真正的美白排毒點滴療程與幹細胞療法相同，皆屬於「量身訂作」，如果說幹細胞抗老回春療法適用於當身體已邁入老化，體內器官已開始需要修復的階段，美白排毒點滴就是在身體還沒老化前，就可以選擇的預防老化保養療程。對於熟齡的成年人，建議可以把美白排毒點滴納入日常的體內保養品療程，雖然美白排毒點滴不如幹細胞療法，能修復體內器官逆轉至年輕的優異效果，不過，對於例行性的體內保養，美白排毒點滴算是個不錯的選擇。

　　美白排毒點滴的療程為「量身訂作」，會先經過醫師診斷後，依個人體質調整其內含物之種類及濃度，進行個人化調配，然後以靜脈注射點滴的方式把營養品直接導入人體。為何選擇靜脈注射打點滴的方式？主要是維他命等排毒營養品如要能發揮完全的效果，關鍵因素在於「人體可以吸收」。一般的維他命補充品必須經由腸胃等消化系統吸收利用之後，才能擴散到全身，效果不如美白排毒針直接施打進

體內的吸收能力。以口服維生素C為例，因為會經由腸胃肝臟的吸收，真正可以到達皮膚表皮的成份不到7%，以靜脈注射方式的美白排毒點滴，好處在於可以隨著血液循環使成份快速而均勻的分佈於體內，提高身體的吸收率。這種「注射點滴」的美白排毒方式，早已蔚為目前日韓的健康主流。

哪些人需要美白排毒點滴？

　　美白排毒點滴如果沒有添加不適當的成份，大多數人使用後反應良好，少數人對某些配方成分過敏者，打完後會有短暫性噁心、頭暈、血壓下降等現象。特殊狀況例如月經期間或本身服用抗凝血劑者，則需由醫師評估添加之成分，不過，也有些人不適合美白排毒點滴療程，如懷孕、哺乳期婦女、心血管疾病患者、腎臟病患者，或是對維他命或某種成分過敏之特殊體質者。

　　美白排毒點滴適合族群包括：

　　1.整形術後、雷射、脈衝光、換膚後，皮

膚增強褪斑調理或雷射光療反黑後降低色素沈澱，還原麥拉寧色素。

2.發炎後引起的色素沈澱、痘疤，改善臉部及全身膚質暗沈者，抑制色素斑塊作用，防止細胞被氧化產生皺紋。

3.被紫外線曬黑想返白者，幫助鎮靜皮膚、預防脫皮發炎，加速褪除黑色素。

4.有喝酒應酬習慣及肝功能不佳者。

5.生活作息不規律、經常熬夜以及工作壓力大者。

6.愛美及注重保養的人士。

美白排毒點滴需多久打一次？療程要多久會出現效果？

如果只是一般性美白保養及強肝解毒、促進代謝的人，每星期維持一次療程就足夠了。如果最近突然曬黑，或進行雷射手術、整形抽脂手術後，可以在短期間，每星期維持2-3次療程。至於到底需要幾個療程會見效則因人而異，一般而言，在進行10個單位左右的療程後，就會開始覺得皮膚狀況明顯改善。同時美白排毒點滴內如含有高單位抗氧化及強肝解毒成分，體能狀況也會顯著改善。

不過進行美白排毒點滴療程後，並不代表就可以繼續抽菸、喝酒、熬夜等不良的生活習慣，且對於外在影響因素如紫外線、空氣污染、環境毒素等都要仔細防範，如果再加上醫學美容的護理療程和有效的保養品配合，肌膚就可由內到外全面改善，效果會非常完美。

當美白排毒點滴療程告一階段後，維持良好的運動習慣與生活作息，並配合建議每日的基礎保養及定期的醫學美容護理，才是使肌膚持續由內到外保持白皙、細緻的最佳抗老化方法。

你知道你注射的美白排毒點滴中的成份功用嗎？

一般美白排毒點滴依成份不同，而有不同的療效，如促進血液循環、排除毒素、改善膚質、內分泌調整、阻斷黑色素，並達到抗氧

化、延緩老化以及全身美白的效果。若皮膚較為乾澀，可在美白排毒點滴中加入維他命B；若皮膚循環欠佳，則可加入循環改善劑，以針對膚質的不同需求進行調理。

美白排毒點滴為複合式配方，如含有高單位抗氧化及強肝解毒成分，體能狀況也會顯著改善。通常美白排毒點滴必須是持之以恆的進行定期保養工作，才能看見明顯的效果。

由於高階的美白排毒點滴屬於「量身訂作」的體內保養品，在進行施打前，一定要先經過專業的醫師對身體進行檢測，然後再依需求選擇適合自己的配方，而不是在醫美診所經過護士隨便推銷，便買了一大堆其實並不適合自己的美白排毒點滴。唯有經過專業醫師的評估，針對個人不同的需求、症狀所調配出來的個人化點滴，才能發揮最大功效。

此外，切勿使用來路不明、未經醫師處方認可的點滴藥劑，且在選擇美白排毒點滴前，最好還是對其中的成份有基本的認識，確實瞭解用藥的安全與療效性，才能避免美白未果反

傷身。

客製化個人美白排毒抗老點滴，注射的主要成分常見有以下幾種：

成份	功效
維他命B群	提供能量活力來源，穩定神經平衡
維他命C	美白、嫩肌、抗發炎、提升免疫力
硫辛酸	超級抗氧化劑，清除體內有害自由基
甘草甜素	提供肝臟營養來源，加強排毒代謝
銀杏	促進血液循環、加強腦部機能、改善手腳冰冷

另外，美白排毒點滴中也會依個人體質加入不同用途的多種胺基酸，以加速細胞修復，提升細胞免疫力。不同胺基酸的功效如下：

成份	功效
牛磺酸	強化肝臟解毒作用、提神醒腦、強化心臟機能、保持正常血壓
甲硫胺酸	輔助脂肪分解、幫助肝脂肪代謝、促進毛髮發育

目前一般醫學美容診所價格約一千元的美白排毒針，大部分所含成份僅有維他命C、B

群或是一些強肝劑等，功效有限。另外，還需特別提出來的是，有些診所標榜美白排毒針會加入當紅的美白成分傳明酸，傳明酸其實是一種凝血劑，最早常被用在治療鼻子和皮膚過敏的患者，卻意外發現患者們變白了，衛生署雖然已經核可塗抹的傳明酸有美白效果，不過以注射方式美白，還沒有正式的研究報告出現，這些成分雖然被衛生署認可為「有效」的美白成分，但是只針對外用塗抹部分，用在注射方面還沒有正式核可。

曾有媒體報導說，長期高劑量注射傳明酸會對肝腎有影響，或會引起肝腎衰竭，其實並不正確，但不當使用傳明酸的確可能形成血塊，或引致血栓塞等副作用，不可不慎。

水男人&水女人高階抗老配方解密
——GSH/NAC

因地球暖化、氣候變遷，人類所生存的環境品質變差，我們的身體比從前的人需要具備更強大的能力，才可防禦許多外來的侵襲，例如，污染、毒素、低劣的飲食、壓力、以及輻射等，這些不良的外在因數，加上自身不良的生活習慣，都會導緻細胞內自由基增加，抗氧化的能力減弱，使身體機能受損，臉色當然會變得愈來愈「難看」。

面對著生活周遭越來越多的「毒」，人體如何解毒、去毒，當一般等級的美白排毒點滴配方，已無法有效改善這些問題，近幾年在台灣具國際水準的醫學美容診所，已經把谷胱甘肽（GSH）與乙醯半胱胺酸（NAC）納入高階的美白排毒點滴配方。

谷胱甘肽（GSH）

在人體的細胞中，谷胱甘肽（Glutathione）是自然的抗氧化物，能中和細胞內的自由基，也是一種很強的增強免疫和解毒劑，可參與體內的多種功能，並用來製造蛋白質，具有防止細胞氧化的優秀功能。

谷胱甘肽多數經由肝臟製造，它被用於分解有害物質，並通過膽汁排出體外。谷胱甘肽能夠產生二硫鍵，硫分子可刺激肝中膽汁的分

泌，這種作用隨同它的抗氧化能力，使得谷胱甘肽成為肝中最有用的解毒劑。因此，谷胱甘肽有助於癌基因和毒素的排解，例如，汽車廢氣、煙草、重金屬、阿司匹林、酒精，還有許多殺蟲劑和工業化學品，但如果是對於經常熬夜的夜貓族，或是應酬飲酒過量的爆肝族，使得肝臟機能衰敗，就無法有效製造出足量的谷胱甘肽。

　　雖然很多天然蔬果都含有谷胱甘肽，如蘆筍、哈密瓜、葡萄柚、秋葵、桔子、桃子、馬鈴薯、菠菜、草莓、番茄、西瓜、花椰菜等，都是谷胱甘肽很好的來源，但經加工烹飪後，蔬果中很多的谷胱甘肽會被破壞，加上現代人多為外食族，營養失衡的情況嚴重，並無法從食物中攝取到足夠的谷胱甘肽，也因此在美白排毒點滴中，醫師可視個人狀況調入適量的谷胱甘肽，經由靜脈點滴注射的方式，將可提高吸收效率，達到迅速增強免疫力，並消除體內毒素的作用。

　　不過由於谷胱甘肽的價位不低，台灣一

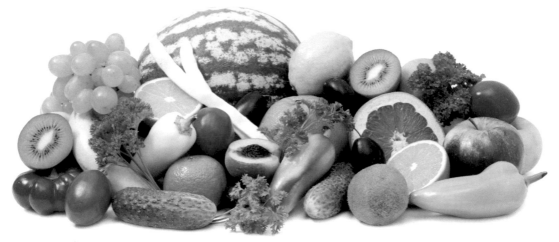

般醫學美容機構基於成本考量，願意調製含有谷胱甘肽的美白排毒點滴的並不多，所以，消費者最好選擇信任且具誠信的醫學美容診所，以免花了大錢，又達不到效果。

乙醯半胱胺酸（NAC）

乙醯半胱胺酸除了有強化免疫力、排除重金屬、減輕疲勞等功用外，對於谷胱甘肽還具有催化的轉化效用，也因此許多醫師在調配美白排毒點滴時，會把這兩種營養劑按適當比例調配在一起，以達到相輔相成的加乘作用。

多數抗氧化營養素的作用在於本身即是一個抗氧化劑，如維生素C、維生素E、前花青素、花青素、多酚等，乙醯半胱胺酸的抗氧化作用是轉化為谷胱甘肽，而谷胱甘肽則是合成體內最有效的抗氧化酵素所不可或缺的元素，兩相結合下，對於調整人體免疫機能，改善過敏或抵抗力不佳的體質，以及動脈硬化、

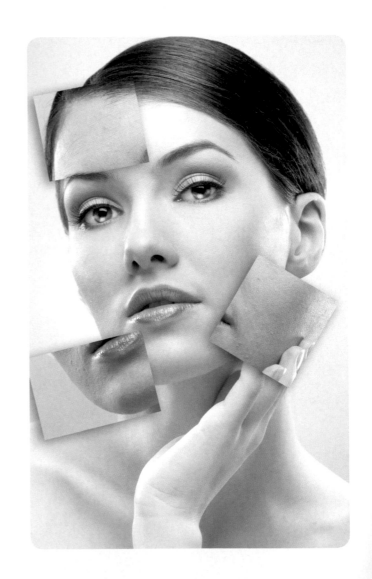

缺氧性心肌病變、糖尿病、癌症、老年癡呆症等，都可減低發生機率，與減緩惡化或提高癒後能力。

另外，乙醯半胱胺酸雖然是一個絕佳的天然健康產品，但由於乙醯半胱胺酸是一種蛋白質食物，雖然只有極為少數人可能對乙醯半胱胺酸產生過敏反應，然而如在進行美白排毒點滴療程後出現皮膚紅腫、呼吸困難、頭痛、噁心等過敏反應時，就應立即停止。

最後，雖然美白排毒點滴對於體內排毒與保養有相當好的療效，還是需再次提醒，營養劑配方必須適量，如抗氧化劑並非補充越多就越好，過多的維他命C、維他命E、β胡蘿蔔素，甚至是谷胱甘肽的濃度過高時，都可能對人體健康產生反作用。不過量、同時補充多種具抗氧化效果的營養素，才能讓美白排毒點滴配方中各自不同的抗氧化機轉協同進行，而這往往比補充單一種抗氧化營養素，能夠發揮對人類更好的保護效果。

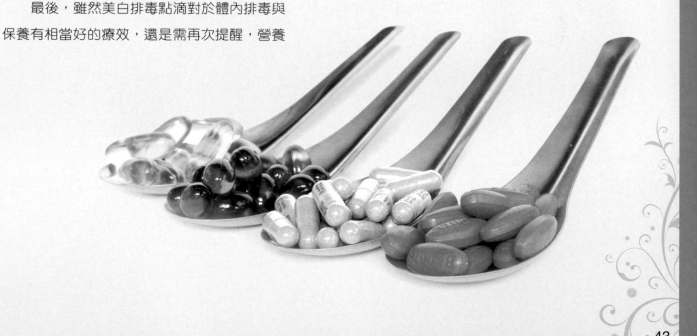

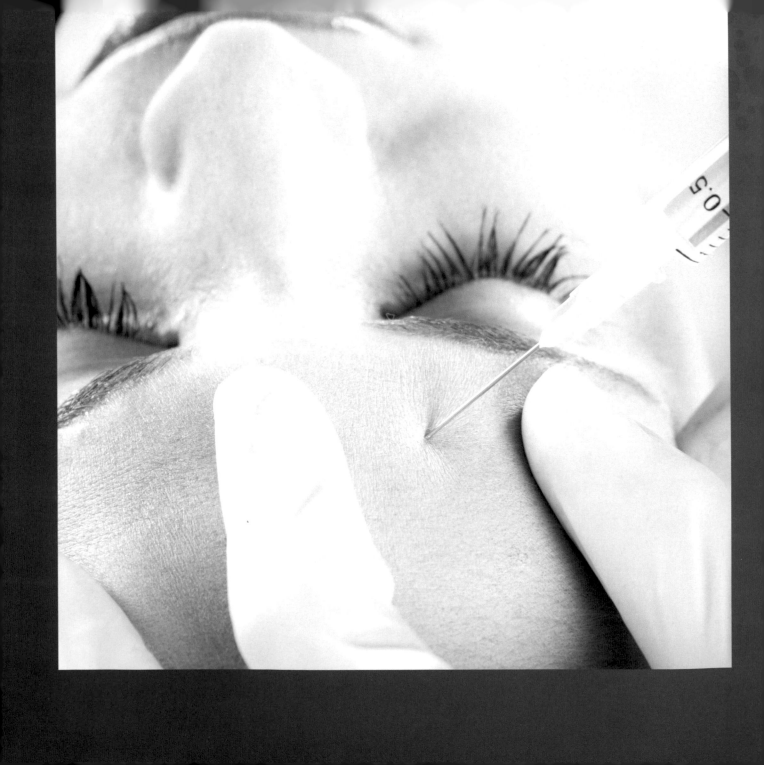

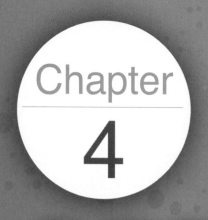

Chapter

4

新一代微整型
正流行！

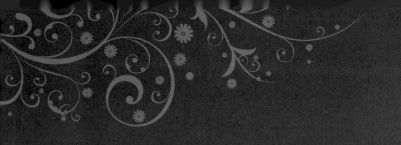

前言

「魔鏡啊，魔鏡，誰是世界上最美麗的女人？」這句話不只是壞巫婆的問題，也是每個女人每天對著鏡子最在乎的事情。隨著歲月流逝，現代人忙碌的工作節奏，以及習慣晚睡的生活型態，都是造成肌膚乾燥、鬆弛、無光澤的主因。尤其當臉上的細小皺紋越來越深刻，似乎也顯現了勞碌滄桑的老態，使女人驚覺歲月已經在臉上留下不可磨滅的痕跡。如果這時才想到要塗抹抗老保養品來補救，真是有點來不及了，畢竟抗老保養本來就要趁年輕開始。

因此，若要讓太晚保養又使用過度的肌膚獲得改善，那就必須靠著「微整型」找回緊實年輕的肌膚。而這種靠著進步的醫學科技讓人們獲得永保青春的仙丹，不僅在國際間風行多年，在台灣現在幾乎也成為所有愛美女人的「全民運動」。

電視節目上許多女藝人不避諱自己透過微整形讓自己變得更漂亮、更年輕，甚至感謝微整型讓自己變得更有自信。加之媒體對微整型的議題非常熱衷，使得許多愛美女性在做微整型手術前，都會好好做功課，可以這樣說，現代女性對微整型手術的瞭解，已經不輸給專業的醫師。

「微整形」對於臉部五官細微的改變，有著畫龍點睛的優越效果，而且不需動刀就能變美；相對於許多需要麻醉的臉部手術，微整形具有比較安全、沒有傷口、恢復期短等優點，因此，更能讓人放心。

目前微整形在台灣已經是被廣泛應用的技術，常見如隆鼻、填補淚溝等臉部小手術，由此可見，台灣女性已經普遍可以接受用微整形來改善老態的臉部，也獲得絕佳的效果。此外，如注射玻尿酸、肉毒桿菌等微整形，更是輕鬆又快速的「整理門面」方式，不管是使用單一類型，或者是相互做結合，都可以精準地擊敗各種臉部老化問題。

「天下沒有醜女人，只有懶女人」是許多

醜小鴨變天鵝的美麗箴言。藉由微整形雖然可讓女人快速達到變美、變年輕的目的，但想要長期維持美麗的體態和臉蛋，就需要長期抗戰，因此，不論進行何種微整型手術，其術後保養還是相當重要的。

微整型的療程會因不同體質及膚質而異，若是療程無法延續更好的功效，甚至出現反效果，就要覺察是否防曬、術後保養品的選擇不適當，或是生活習慣需要調整等，這些都是微整型手術是否可以維持效果的關鍵。

對於普遍且一般的微整形手術，如微晶瓷隆鼻、玻尿酸豐頰等，本章就不再做介紹，而以「改善老化整形術」為主題，介紹醫美領域最新的抗老技術。

神奇的「吸血鬼美容術」——
PRP自體血漿生長因子回春療程

英國「每日郵報」日前揭露了一些名人

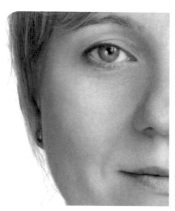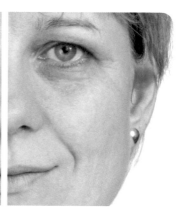

各種養顏保健之道，可說是千奇百怪。報導表示，知名影星安潔莉娜裘莉會打含有豐富膠質的血小板，來保持肌膚年輕，防止老化。

利用自己的鮮血來做保養品，乍聽起來有點嚇人，但這種方法其實歷史上已經不乏實例證明是可行的呢！最著名的真實案例就是16世紀末在東歐的匈牙利，伊麗莎白・巴托利（Elizabeth Bathory）伯爵夫人殺害了許多少女，取其鮮血來換取自己不朽的青春美貌。不過回到近代的醫美技術而言，伯爵夫人實在沒必要濫殺無辜，且當時科技也沒進步到直接用鮮血就可以美容。

如果伯爵夫人活在21世紀，藉由再生醫學領域，就可發現人體血液的確被分析出含有多種有益細胞修復的成份，對於活化肌膚、延緩老化、再生、抗老化等，都具有相當優異的功效。如果伯爵夫人當年施行這種方法，只要抽出血來進行分離手術即可，用不著在後代被醫學美容界深入研究，原來用自己的鮮血也能做

保養品。而這種安全的「自體血漿生長因子回春療程」（Platelet Rich Plasma，PRP），在國外被稱為Vampire therapy或是Dracula therapy，因此又被美國稱為「吸血鬼美容」。

PRP在醫學美容的應用就是自人體抽出約30cc的血液，以離心機分離後再加入適量的活化劑，如此就能製造出比平常血液含量還高出4～5倍的大量生長因子。此項技術對於臉部鬆弛、幫助皮膚彈性緊緻、以及肌膚的光滑度等都有明顯的增強效果。許多女性做過後也表示，它讓皮膚老化、失去彈力、水分降低、皺紋、色素沉澱等肌膚問題一次解決。而這項讓臉部肌膚整體看起來年輕化的技術，目前已經被廣泛應用在國內外的醫學美容市場。

至於目前市面上有否其他含生長因子製劑可替代PRP嗎？專業醫師表示，因為其他來源不是化學合成，就是來自其他動物（用來歷不明的動物，很多人都會心驚驚），且用自己PRP血漿，相容性也比其他生物來得高，也不必擔心過敏或排斥等問題。

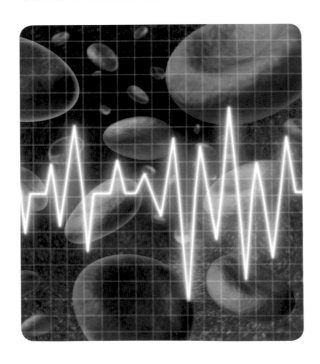

敏感肌的福音

PRP自體血漿回春療程對於敏感性肌膚無法承受雷射光療的人，更是一大福音。由於現代都會區空氣污濁，造成約五成的熟女皆有敏感性皮膚，有此困擾者就可藉PRP自體血漿療程，全面提升並改善臉部的多種複雜問題。若能搭配滾輪微針療程，即透過滾輪微針在皮膚表面製造許多的顯微傷口，即可放大PRP當中被啟動的高濃度生長因數的倍數及活性，讓美化肌膚的效果更佳。

此外，滾輪在皮膚表層執行過程可製造出比較深層的通道，讓高度活性後的血漿生長因數直接進入皮下，快速產生皮膚除皺回春的效果。但必須要注意的是，使用滾輪微針的過程會製造表皮細微傷口，並破壞角質完整性，因此術後1～3天必須加強保濕、防曬；若有凝血問題與免疫疾病的人，並不適合這項療程。

PRP富含血小板，血漿本身既是主角亦是很好的配角，搭配治療的效果各有不同。如搭配自體脂肪填補，可促進血管新生增加存活

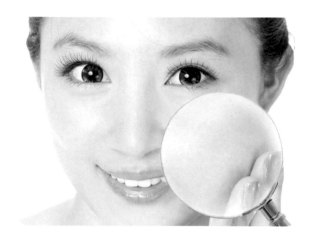

率；搭配肉毒桿菌治療，可延長療效；搭配玻尿酸補充，能促進膠原蛋白再生，並延長玻尿酸的有效期限；還可利用微晶瓷等合成材料配合注射。如此看來，生活在現代的女性，想要留住青春美麗，可說是越來越簡單。

搶救超齡「老母肌」──活力玻尿酸

隨著年齡增長和外在環境如紫外線、髒空氣等的傷害，使得真皮層的膠原蛋白逐漸流失，彈力結構也不再緊密，臉部線條就會逐漸出現往內及往下的位移，一旦出現明顯線條，

鬆弛狀況就難以忽視。

此外，現代女性因為工作壓力普遍沉重，很多輕熟女年紀不過才30多歲，臉上及身上就開始有明顯的細紋和皺巴巴的肌膚出現。這時，適度接受雷射治療的確可刺激膠原蛋白增生，讓皮膚彈性變好；而肉毒桿菌或玻尿酸的注射，亦可改善皺紋、皮膚凹陷以及老化鬆弛的線條。但如果是因乾燥引起的細紋膚質，上述醫美療程能達到的改善效果有限，所以國際醫學美容界對於這類「初老化」的臉部問題，紛紛改採新型的「活力玻尿酸（Vital）」拉提注射，不僅對臉部有「軟拉皮」的效用，還可將輕熟女臉上真皮層肌膚萎縮、支撐力不足所造成的超齡「老母肌」，變回尚青的「薄皮嫩肌」。

活力玻尿酸的三層作用

「活力玻尿酸」又稱注射式的水面膜，是一種分子量十分細小的玻尿酸，再加工磨成圓圓的粒子而成，這些有如小粉圓般的活力玻尿酸，一粒粒滾進真皮層的中層、下層時，就可以刺激膠原蛋白生成，並與肌膚內的水分子結合，鎖住水分，增加肌膚的飽滿度，就能夠應付頑強的靜態細紋。在國外，活力玻尿酸的注射療程，會同時加入多元維他命及抗氧化劑與豐富的氨基酸，並以非常顯著和網狀的方式打入真皮層。

活力玻尿酸讓肌膚緊緻起來的秘訣在於：注入的玻尿酸會在肌膚裡層慢慢釋放，透過玻尿酸與肌理的對撞衝擊，來產生更多的膠原蛋白，使肌膚由內而外自然緊緻提拉起來。而新生成的膠原蛋白會持續在肌膚內作用，並可明顯看到肌膚緊實提拉與毛孔縮小的效果。

活力玻尿酸療程基本上適用於任何年齡，特別是熟齡肌膚或臉部線條不理想的女性。90%以上的人注射一週後，就能明顯感受到肌膚的光澤及水潤度增加，而且有恢復期短、可被人體吸收、不會留下疤痕、表情恢復迅速等優點，可說是安全性高且不會有過敏反應的微整形療程。

對於活力玻尿酸的治療，許多接受後的女

性都感到非常滿意，對此，醫師也不藏私地公開其中秘密在於活力玻尿酸的三層作用：

第一層立即的皮下灌溉：好像在皮下鋪了一層抓水能力極強的隱形保濕面膜，注射後立即呈現鎖水效果，膚質光澤馬上改善。

第二層增加體表的表面張力：在皮膚的真皮層架構一個綿密組織，有效增加皮膚的表面張力，讓皮膚看來格外飽滿，緊實彈力明顯感受得到。

第三層水面膜當中的生長因數跟維他命，會產生續發性的膠原蛋白新生作用：好比在真皮層施打點滴，產生皮膚的營養調理作用，效果持續時間可達數周，由內而外持續增加皮膚光澤度。

另類注射式水面膜

想進行活力玻尿酸療程，在術前必須先與醫師討論需要施打的部位，如臉頰、頸部等，並先在臉上局部麻醉，醫生再以極細的針頭，調整劑量和針數，採點狀注射的方式精準而均勻的施打到真皮層，此時會感覺有點疼痛，整

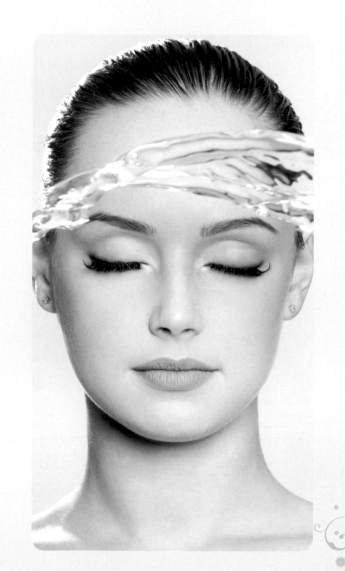

個注射過程大約須 15～20分鐘。

　　進入真皮層的玻尿酸除了可立即填補凹陷、皺紋，同時還會強力抓住細胞中的水份，就好像在皮膚中埋了一層智慧型保水面膜一樣，讓乾燥、暗沈的皮膚得到最深層且持久的滋潤，更幫助提升皮膚自體的水合作用，促進纖維母細胞活力，進而重新製造年輕形態的膠原蛋白。所以肌膚才可快速呈現水嫩光澤，並在皮層內形成一張隱形的支架，支撐起鬆垮的

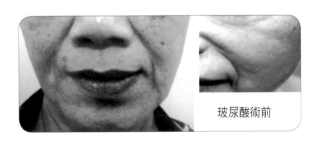

玻尿酸術前

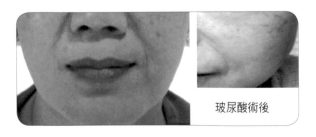

玻尿酸術後

皮膚，因此不論皺紋、鬆弛肌膚，都能立即被撫平。

　　另外，如果是針對臉頰兩側的嘴邊肉下垂，使原本的瓜子臉出現國字臉的醜態，活力玻尿酸可以線性拉提的注射方式，直接打在左右邊的臉頰上，醫師並會根據每個人的鬆垮度施打20～30個點，形成隱形的支架，約二周後，在臉頰兩側下垂的嘴邊肉就會有明顯改善，重新塑造出年輕線條的瓜子臉型。

　　真正的活力玻尿酸價位比一般傳統保濕型玻尿酸成本高出許多，很多不專業的醫美診所常以取巧的心態，以不合理的低價行情吸引消費者，而這些冒充的保濕型玻尿酸只有暫時填充作用，效果可能只有短短的2～3天，提醒大家千萬不要貪小便宜卻賠了夫人又折兵。

活力玻尿酸使用時機

　　活力玻尿酸療程的最佳時機，建議在出差或者是長途旅行的前一周。此時進行治療能改善肌膚對於外界溫差的抵抗力，在長途旅行過程中，肌膚也能保持很好的保濕能力。

其次是雷射療程術後，可提供最佳修復元素。

再者是打完肉毒桿菌消除動態皺紋之後，皮膚在放鬆狀態下的時機。若還有無法解決的細紋，像是脖子、眼周及嘴角等難以填補的紋路，可以在施打肉毒桿菌後一周，輔以活力玻尿酸以達到最佳效果。

活力玻尿酸建議至少進行3～6次的療程，就可達到最佳的換膚效果，消費者可依照自身狀況的需求，選擇施打的部位及劑量。一般而言，注射一次就可見到滿意的效果，至於皮膚老化程度較嚴重的患者，或是對膚質條件要求較高的愛美女士，還可依膚質和期望安排2～3次的連續治療。只要注射進去的玻尿酸完全發揮功能，即可再度適量填補，直到真皮結構都徹底填補完畢，肌膚也就獲得完整的重建。

活力玻尿酸術後可能會產生暫時性的輕微發紅、腫脹、搔癢現象，且注射部位有柔軟鬆弛的觸感，玻尿酸亦會作自然的邊際擴散，這都是注射後會有的正常現象。這些情況通常會在幾天後消失，但術後仍有些注意要點：避免因發癢而用手用力搓揉注射部位、切勿接觸或按壓注射區域，另外，注射後一週內不可進入蒸汽室、日光浴或到極冷的地方，以免因成分質變導致治療無效。

肉毒桿菌新進化──
三位一體與珍珠式注射

一般愛美人士最大的困擾是，即便用心、細心保養，讓臉頰沒有出現明顯皺紋，但還是敵不過因為年紀增長，眼部脂肪墊逐漸下墜，加上支撐眼皮和眉毛的肌肉因地心引力下拉，使兩邊眼角開始往下垂，不小心洩露自己年齡的秘密。

不讓眼睛洩漏年齡秘密

針對眼部這個問題，目前微整型技術高超的專業醫師，對於眼角與額頭上的老化線條，最常採用的是抬頭、皺眉及魚尾紋三位一體的肉毒桿菌提眉術，這個簡單的手術，不但可讓因提眉習慣造成的抬頭紋達到改善的效果，同

時眼神還可放大，以及讓額頭明亮起來的多重功效。

　　三位一體的肉毒桿菌提眉術與傳統施打肉毒桿菌的差別在於：如果只是在額頭、眉頭及眉尾間三個部位的單邊肌肉施打，很容易會造成不平衡的效果，臉部線條當然無法自然平順，並有可能導致紋路加深的反效果，如只打魚尾紋、不打皺眉紋，可能導致眼輪匝肌放鬆，眉尾卻飛翹如同古人張飛。

　　而只打肉毒桿菌消除抬頭紋，額頭雖然會變光亮，但有可能因代償作用導致皺眉肌變厚，眉頭深鎖不顯開朗神情。這是因為僅注射其中一個部位，加上劑量不協調，導致另外兩個部位的肌肉群收縮加倍，牽動肌肉作用及代償作用加重後，自然無法達到上半臉整體自然美的效果。

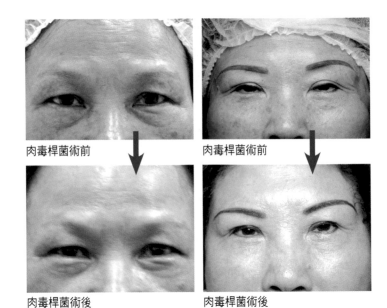

肉毒桿菌術前　　　　　　　肉毒桿菌術前

肉毒桿菌術後　　　　　　　肉毒桿菌術後

　　如果是上眼皮脂肪肥厚或者擁有一雙泡泡眼，在施打肉毒桿菌時應特別小心避免造成眼皮組織水腫，或是壓眉致眼皮沉重抬不高的後遺症，建議靠近眉毛中段應該少量施打較安全。

　　另外，對於改善臉部毛細孔粗大的問題，目前在台灣先進的醫學美容診所也開始應用「肉毒桿菌珍珠式注射療法」。雖然治療毛孔粗大一般仍以果酸換膚或雷射光療為主，不過果酸換膚是以加速皮表的角質代謝，讓

油脂分泌不會受到阻礙來進行調理，但無法徹底改善皮脂腺分泌過度旺盛的問題。

　　一般雷射光療可以逐次降低皮脂腺的活性，並溫和刺激皮膚淺層膠原蛋白的新生，但是在夏天紫外線威力驚人的情況下，頻繁的戶外活動又沒嚴密防曬，反黑機會大增，也因此降低消費者進行雷射治療的意願。現在，在容易變黑的夏季想要「零毛孔」的愛美人士，以改善粗大毛孔又不受季節限制的「肉毒桿菌珍珠式注射療法」，就是最好的選擇啦！

何謂「肉毒桿菌珍珠式注射」？

　　所謂的「肉毒桿菌珍珠式注射」是因為這個治療採皮內注射法，相對於應用在除皺所打的肌肉層次顯得表淺許多，打完之後就像在表皮佈滿了許多晶瑩剔透的小珍珠顆粒，因此才會被外界美名為珍珠注射。

　　這種注射方式與肌肉注射不同之處，在於不會影響表情肌肉的活動，透過適當稀釋的肉毒桿菌，注射到出油量最大的部位，同時作用在表層的皮脂腺、汗腺和豎毛肌，除了能降低

皮脂腺跟汗腺的分泌外，也能讓皮膚表面張力增加。

　　不過，因為治療的位置屬於皮內注射，因此疼痛感比肌肉注射要來得明顯，因此過程需要上麻藥，也因為施打的點相當密集，注射的層次跟精準度相當重要。術後約一星期，就可以感覺到皮膚變得拉提緊緻，不少接受過治療的病患認為，皮膚可呈現如擦過BB霜的平滑效果。

輕鬆做體雕，秀出好身材──
超音波體外無痛溶脂

　　由於民眾生活條件改善，豐衣足食的結果，使得減肥在近年來幾乎變成了全民運動。緊實無贅肉的身材，是每個愛美人士追求的終極目標，但很多人長期努力減肥，卻老是瘦不下那幾吋礙眼的肥肉。若是過了30歲，新陳代謝變差，只要一頓吃到飽燒烤配上無限暢飲的冰啤酒，隔幾日後就會看到體重機數字瞬間飆高，而斤斤計較磅秤上的數字，不只因為肥胖

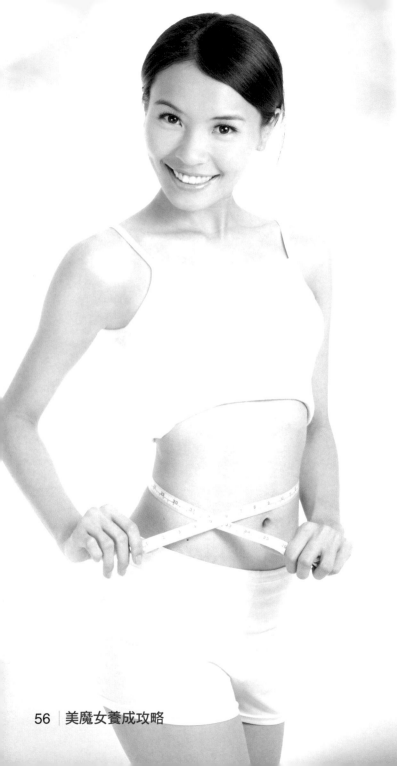

讓健康受到嚴重威脅，還因為發胖的身形打壞外在的視覺美感。

目前醫美科技日新月異，超音波抽脂、水刀抽脂以及雷射溶脂等，均能縮短恢復期及避免傳統抽脂所伴隨的副作用，不過即便以目前亞洲正夯的雷射溶脂來說，仍還是需要以0.1公分的雷射針管插入皮下，雷射熱能才能發揮效用來溶解脂肪，讓想利用完全沒傷口不動刀的愛美人士持續觀望，不願選擇這類還是有侵入性的手術治療。針對消費者的這項顧慮，醫美界推出了最新的體外超音波溶脂術，可說是目前最受矚目的塑身利器呢！

體外無痛溶脂的原理

體外超音波溶脂術與傳統抽脂相比，傳統抽脂手術雖然快速有效，但較適合大面積脂肪囤積的人，且因為術後腫脹、恢復時間長，甚至可能出現皮膚凹凸不平等風險，對於只需要瘦個幾吋就可雕出完美身材的人，是否要冒傳統抽脂瘦身可能出

現的可怕併發症，是需要審慎考量評估的。還好，目前已經有創新的超音波科技，不需要開刀，擁有非侵入式、過程舒適安全、術後效果明顯等特點，讓客戶能在安全情況下進行溶脂減重。

體外超音波溶脂亦稱「體外無痛溶脂」，原理是利用共振科技來改善傳統超音波碎脂的空穴效應限制；以60-70khz、50W的低頻高能方式穿透皮膚，產生與脂肪相同的頻率（就像音波能夠震破玻璃），達到震碎皮下脂肪的效果。對於不想要開刀、希望沒有恢復期，甚至是連打針都不願意接受的人，利用體外超音波溶脂來雕塑好身材，可說是一大福音。

另外，對於亞洲人最希望改善的肉肉臉，注射肉毒桿菌雖然可以有效改善國字臉型，但仍無法實際消除臉頰的贅肉，如能搭配體外超音波溶脂臉部雕塑，就可塑造出人人稱羨的小V臉。

讓脂肪數量減少

體外超音波溶脂的好處是選擇性破壞脂肪

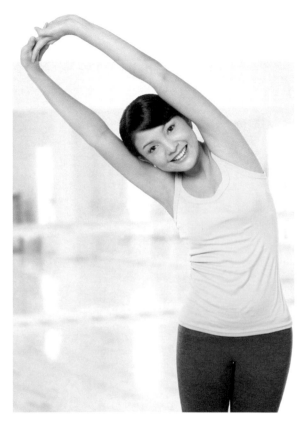

細胞膜，達到讓脂肪數量減少的目的，等同於一般抽脂或溶脂的效果，重要的是不會對神經還有血管造成進一步的破壞，安全性較高。此外，超音波體外溶脂機還加入了電磁波效果，可利用高頻率的電磁波達到深層的熱效應，加強淋巴循環，加速脂肪細胞的代謝。

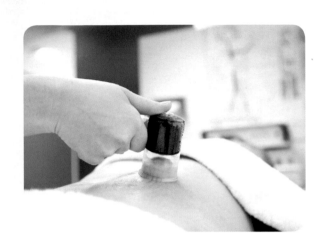

施行體外超音波溶脂術後，可獲得明顯且立即改善的效果。手術約需一個半小時可以完成，術後平均尺寸據統計可以減少1.5-2.5公分，最適合進行的對象是BMI介於22-28的新陳代謝正常者；同時治療區的脂肪層最好大於3公分，如果在小於1公分的脂肪層進行高能量穿透式超音波，風險相對會增高。

不過，超音波溶脂並不適合體重過重者，且超音波溶脂與雷射溶脂原理近似，由於均需要自體代謝被破壞溶解的脂肪細胞，因此有嚴重肝臟疾病患者也不建議進行超音波體外溶脂。

國外曾做過調查發現，執行體外超音波溶脂兩週之後，進行皮下組織切片檢視，發現治療區塊脂肪細胞的細胞膜不但被破壞，皮下脂肪層也被壓縮了，整個脂肪層厚度縮減，同時皮下結締組織有增厚現象，也就是治療區塊的皮膚緊實度增加，達到尺寸減少及皮膚結實的雙重效應，這也是體外超音波溶脂的一大優點。

溶脂手術安全性提高

由於體外超音波溶脂手術並非侵入性，安全性較高，屬於漸進式改善，因此建議療程數平均約為4次，每次間隔2週，但還是需要依個人狀況而定，如果有需要可增加療程次數。

而想要在短時間內達到良好的體雕效果，術後的淋巴按摩及適當運動不可少，行程比較滿的人，則可利用微波拉皮的電磁熱效應，來輔助細胞的新陳代謝，加強體外超音波溶脂的效果。

另外，不管是做傳統抽脂或是任何一種體

雕術，最重要的還是術後要維持健康的生活型態，才能避免復胖，如果沒有及時改變不正確的飲食或生活作息，脂肪依舊可能再次堆積。所以，想要擁有窈窕健康的好身材，一定要養成少吃、多做運動的習慣，才能長長久久保有曼妙的身體曲線。

有效消除難以根治的印記——
新式蟹足腫三合一療法

對於蟹足腫患者而言，「長了又割，割了又長」的惡夢，不斷增生的疤痕像是揮之不去的宿命，女星徐若瑄曾透露自己有蟹足腫體質，每次傷口癒合後，都會冒出一截硬硬的肉，在夏天穿著清涼時就成了遮不住的肥大疤痕。

蟹足腫不論是在外觀、生理上都是很大的考驗，以往醫師多半只利用類固醇治療，但是現在醫界利用「類固醇、肉毒桿菌、脈衝光」三合一療法，對於消除及淡化蟹足腫組織，療效非常顯著。

何謂「蟹足腫」？

蟹足腫是一種肥厚性疤痕（hypertrophic scar），是疤痕組織的不正常增生所致，它的發生和個人體質有很大的關係。蟹足腫外觀通常呈膚色或是暗紅色，最常長在耳朵、肩部、

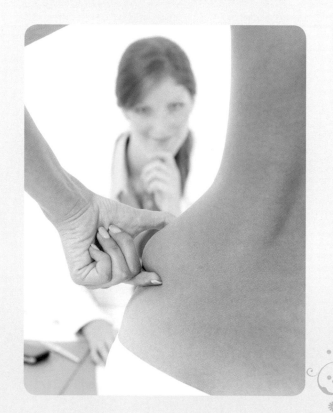

上臂部、前胸部及背部，但也可能長在任何地方。蟹足腫裡面的母細胞會分泌生長酶，讓生長纖維母細胞沒有死亡的週期。

對於這樣的病患，過去醫師都會建議打類固醇，類固醇最主要是抗發炎反應，同時抑制蟹足腫的纖維母細胞生長，一旦停止治療，蟹足腫又會重新長出來。現在，醫界提出三合一的新療法，運用在治療蟹足腫上，可以有效淡化、除去蟹足腫帶來的深色疤痕，國內目前已

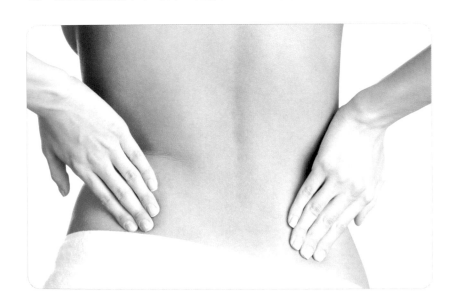

經有醫師引進這樣的治療方式。

另外，根據調查，在學童時期，卡介苗注射部位發生蟹足腫機會約高達7％，蟹足腫會慢慢長大，邊緣呈不規則性的擴張，長出狀如蟹足的外觀，並有刺痛、劇癢，更甚者會有紅腫等不舒適狀況。

過去採用施打類固醇的療法，通常醫師會將類固醇以相當細的針頭直接注射入蟹足腫組織內，使它變軟變平。這個方法通常每兩週需施打一次，視蟹足腫的厚薄而有不同的施打次數，少則兩、三次，多則甚至需要數十次。不過，當停止治療，蟹足腫又會重新長出來。

另外，還有外用擦A酸的傳統療法，但是這需要較長的時間，通常不會少於半年，多半需要長達8～12個月的治療時間，且改善程度因人而異。對於蟹足腫，患

者千萬不要只是要求醫師把患部切除，因為下場往往是從疤痕處長出更大的蟹足腫。

「三合一」為最佳療法

目前國際醫療美容醫學，已提出「類固醇、肉毒桿菌、脈衝光」三合一的最新療法，運用在治療蟹足腫上面，可以有效淡化、除去蟹足腫帶來的深色疤痕，台灣現在已經有醫師可以施行這種療法。

在三合一療法中，注射類固醇可以抗發炎，讓蟹足腫的皮膚紅腫退得比較快，肉毒桿菌可以引發蟹足腫纖維母細胞自發性死亡（Apoptosis），而脈衝光可以讓蟹足腫增生血管產生萎縮，破壞血色素也就慢慢淡掉了。

三合一療法與過去單打類固醇相比，類固醇療法只會讓蟹足腫的疤痕暫時變平，通常每14天就要做一次，且一般至少須要四次療程，但是現在加上了肉毒桿菌和脈衝光，綜合性的治療，對於淡化疤痕、紅腫的外觀，效果比較顯著。

而三合一療法不僅用在治療蟹足腫，現在

包括一些因發炎性青春痘所造成的肥厚疤痕，或者早期開刀手術疤痕，也可以使用這樣的療法來淡化消除疤痕，只是，疤痕越大、凸出範圍越大，所需要的療程就越久，費用也越高，這一點，還是需要經過專業醫師的評估來決定療法和療程。

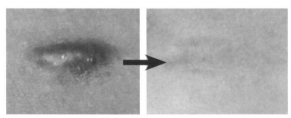

蟹足腫術前　　　　　　蟹足腫4次治療後

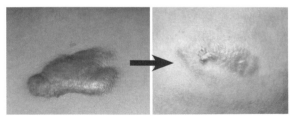

蟹足腫術前　　　　　　蟹足腫3次治療後

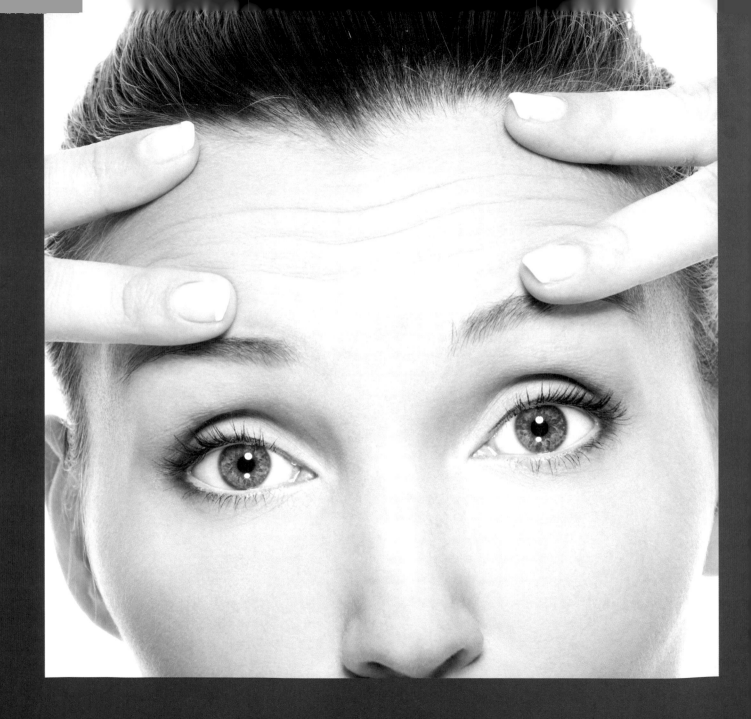

Chapter 5

皺紋剋星，微整型最重要的基礎療程

雷射拉皮

前言

　　莎士比亞曾說，「時間會刺破青春的華麗精緻，會把平行線刻上美人的額角」，想要對抗臉部皺紋問題，就必須先體認到「有皺紋並不可怕，可怕的是你放任它在臉上恣意妄生」。

　　過去很多人都在肌膚出現問題後才開始補救，但卻發現為時已晚；現代媒體資訊發達，再加上保養品廣告強力放送，讓許多熟齡女性已經提早出現危機意識。

　　除了使用保養品外，「預防保養」的微整型拉皮技術更顯現代化趨勢，快速又有效；女性們只要擁有正確的觀念，就能夠保持皮膚的緊緻年輕。先進的雷射拉皮技術讓想要達到年輕十歲的效果不難創造，且沒有傳統拉皮手術的風險，效果也較為自然，因此越來越受到台灣民眾的喜愛。

　　目前雷射拉皮療程技術日新月異，以往的電波拉皮不再是首選。雖然電波拉皮的效果號稱不輸給其他雷射拉皮療程，但除了皆屬於一次性達到深入療效的優點外，電波拉皮過程中「痛」跟「貴」這兩大因素，還是令人裹足不前。電波拉皮的「痛」，據說像是用橡皮筋大力彈臉般，且術後有些人會出現如BBQ的網狀焦臉；「貴」則是花了大錢達到的效果卻不如預期，據說比較適合口袋深的貴婦。

　　現在已經有許多改良進階式雷射拉皮療程，就是針對電波拉皮的缺點做改善，因此效果當然比較好。雷射拉皮常見的主流療程是微波拉皮、光波拉皮等，至於該選擇哪種雷射拉皮療程呢？許多人習慣上網隨便看看評論和推薦，或是憑著想嘗鮮的心態來做手術方式的選擇，由於微整型整上癮的人越來越多，對於喜歡賺錢的醫生當然歡迎，但結果多半是失望或失敗。正確的方式是經由專業醫師對肌膚進行診斷後，評估皮膚狀況、考量可負擔價格、療效持久度等因素後，才能找出最適合每個人的雷射療程。

幾歲才是開始雷射拉皮保養的最好時機呢？現代女性化妝年齡提早，別以為年輕肌膚就是本錢，透過專業的醫學美容儀器，可以立即檢測出鏡子呈現不出的顯微老化現象；經由機器的評估和診斷，就可瞭解目前最需要修補的肌膚問題有哪些。這些檢測包括：觀察皮膚保水度是否有下降趨勢？臉部線條輪廓是否保持年輕弧線？下顎的弧線是否同樣俐落分明？皮膚的光澤度是否均勻？臉上的痘疤或其他疤痕是否不易癒合？

自己最簡單的測試方式是在慢跑時，觀察自己的兩頰是否有跟著輕微上下晃動？若有，代表臉部肌膚的確已經出現初期的鬆弛現象了。

傳統拉皮手術v.s.新式雷射拉皮療程

傳統拉皮手術與雷射拉皮，到底該如何選擇呢？此問題長期以來都各有其支持者擁護其論點。說到傳統的拉皮手術，大概還是老一輩的女性比較熟悉，其能針對臉部皮膚深層的老

化肌肉做良好拉提，對於臉部深刻皺紋皆有明顯改善。

傳統拉皮與雷射拉皮療程的共通特性，就是除皺效果不是立即可見的，需要經過多次與定期回診療程，效果才會持久。而新式雷射拉皮治療與傳統拉皮手術相比，傳統拉皮手術是使用外力，讓整個臉部皮膚產生結構性的改

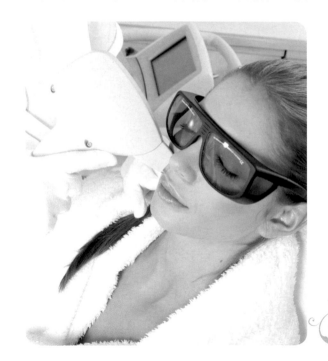

變，因此醫師技術若不好，效果就會有不自然的疑慮，讓人一看就知道動過手術。

傳統拉皮屬於侵入性手術，其術後的復原期比較長，一般適合中老年族群，但手術若出問題，可能會傷到顏面神經的風險較大。

此外，傳統拉皮手術較容易在耳朵前留下手術疤痕，雖只是小疤，但會洩漏出不想讓人知道做過拉皮手術的秘密；而且傳統拉皮手術成功與否，相當考驗醫師的技術和術前的諮

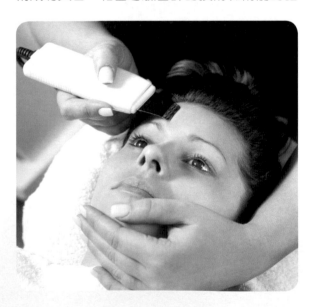

詢。若真的想採用傳統拉皮手術，建議要多做調查，並找專業且負責任的醫師。

新式雷射拉皮療程要趁著臉部皺紋不深時立即進行，雷射拉皮適合慢慢施作，而年輕肌膚的膠原蛋白刺激效果較好，如果等到肌膚的膠原蛋白跟彈力纖維都明顯衰老，臉部都已產生深刻皺紋，或是胖到皮膚呈現鬆垮等現象時，則非侵入式的雷射拉皮療程刺激效果就變得侷限。

雷射拉皮治療最主要的效果是緊緻肌膚，以達到最自然的變臉效果。雖然療程後要看出效果需要一段時間，主要是皮膚膠原蛋白經過時間催生增加且更新後，容顏回春才會逐漸顯現；對於輕熟女與臉部皺紋不明顯的族群，雷射拉皮療程效果已經相當足夠。

建議還是在醫師的診斷後，再確定適合的雷射拉皮療程及施打頻率，因為每個人的肌膚狀況不同，需視臉部及個人狀況來調整療程。所謂「少量多次」是相當重要的療程觀念，微整形就是必須持之以恆，才可雕塑出自然又緊

緻的美膚效果。

「貴桑桑」的電波拉皮真的有效嗎？

　　想要嘗試有關雷射拉皮療程的朋友，最常問的問題是：電波拉皮到底有沒有效果呢？會產生困擾的原因是，電波拉皮在台灣推出已經有一段時間，但有些人對此療程尚不熟悉，所以達不到理想的預期效果。

　　電波拉皮其實在台灣風行一陣子了，所以不要小覷它的效果，正如上段文章所述，所有的雷射拉皮療程目前僅對於臉部淺層皺紋有所改善，且必須做完整個療程後才能真正呈現效果。

　　對於價格從9萬到18萬的昂貴電波拉皮療程，消費者多半會在術前就產生很高的期待值，以為術後臉部皺紋會神奇般的被電平，因此對於術後效果通常會有認知上的落差。

　　電波拉皮的概念原理其實很簡單，首先必須瞭解的是，人的皮膚和組織會老化多半是因為膠原蛋白和彈性纖維開始減少或消失，而電

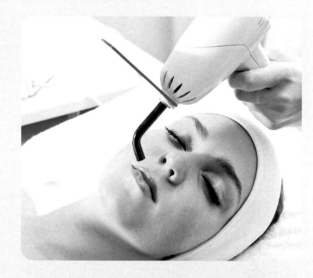

波拉皮是利用電流交互振動，加熱並傳達到深層組織的作用，使肌膚自然產生促使組織膠原蛋白和彈性纖維再生的修補作用。

　　所有非侵入的雷射療程中，「電波拉皮」屬於較激烈的一種。由於電波拉皮使用的能量較強，效果自然比其他非侵入雷射療程好，但相對的，能量越高就表示風險越大，因此醫師若操作不當，如電波進入皮膚的真皮層加熱時若溫度控制不好，就會導致皮膚灼傷、脂肪萎縮等後遺症。

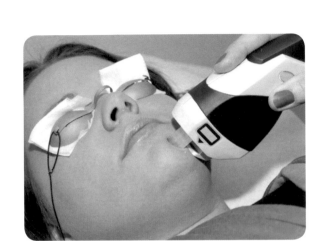

坊間診所號稱「打完一次可維持兩年」，還有待質疑。畢竟選擇所有的雷射拉皮療程，最好還是以「預防保養」的心態，效果不用一次達到，應分次如做臉的保養療程來施打，才是維持肌膚緊緻的最佳策略。

最夯的微波拉皮正風行

「我想要睡個小覺後，醒來就變美麗」，這樣的神話廣告詞，每天有如魔咒般的讓消費者催眠，當然也是大家心中的夢想。以雷射拉皮療程種類中的「微波拉皮」來說，此療程已可達無痛感的境界，而且最主要的優點是漸進式除皺。舉例來說，想要達到一睡醒就變美麗的神話，猶如鮮花新生般的綻放光采，透過「微波拉皮」的確有機會實現。

微波拉皮適合35～65歲的熟女族群，幾次治療後就可以看到明顯的改善效果；若年齡較長或過度老化鬆弛（皺紋較深）的肌膚，則需要較多次治療才能改善。

應用電磁波作用原理的「微波拉皮」，除

早期的電波拉皮療程最令人害怕的地方，是打電波的過程中常會有劇痛到想逃的感覺，主要是電波拉皮施打都分佈在神經很密集且敏感性高的脖子，或是靠近骨頭的前額、眉毛、下顎骨等部位，但現代的電波拉皮療程，術前會擦局部麻藥，並注射點滴用的鎮靜劑或止痛藥來改善。目前更新式的雷射拉皮療程，如微波拉皮，療程中不僅無痛，而且效果也不比電波拉皮差。

完成整個電波拉皮的療程後，可以明顯感受到皮膚緊緻的效果，只是效果是否真能如

了可進行瘦身，同時也能改善橘皮組織、加強皮膚的緊實度，而這是靠手術也無法達到的。而醫學美容的治療還是首重安全，使用微波拉皮治療，病人傾向「低能量多次數」的療程；換句話說，微波拉皮優點在於慢工出細活，所以醫師可針對細微部位做「客製化」修飾。

微波拉皮最大的優點就是「無痛感」，對於很多愛美人士來說，除了價格要平實經濟（這點微波拉皮的確比電波拉皮合理許多），最好還有舒服的治療過程。因此，越來越多愛美人士捨棄電波拉皮，改選擇價格經濟又兼具多重療效的「微波拉皮療程」。

至於效果持續方面，微波拉皮並非直接對皮下膠原蛋白做熱刺激，而是利用水分子每秒4000萬次的旋轉震盪達到加熱作用，可深入皮下2-2.5公分（已可到達真皮與皮下脂肪）；此過程不僅可以使膠原蛋白有收縮緊實的作用，還兼可改善水腫型脂肪的好處，其作用是讓脂肪細胞產生熱收縮作用，同時達到瘦脂與拉皮雙重效果。

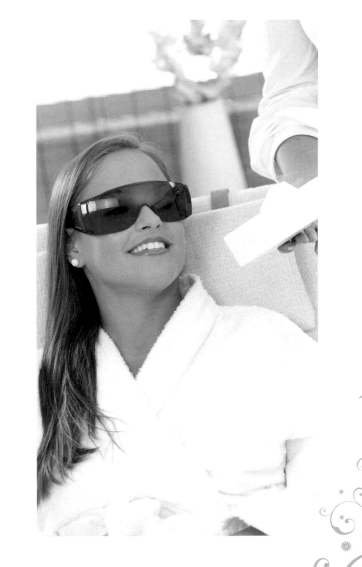

在微波拉皮的療程中，是以大面積均勻滑動、完全無痛、只有溫熱感等方式操作，全臉微波拉皮則可讓熟齡肌膚有緊緻回春的效果；與傳統電波拉皮只以單點重複加熱的方式，產生痛感較多的情況正好相反。

微波拉皮在操作時，在皮膚深層的熱能很強，但不會傷到表皮。療程中增熱至39℃時，膠原蛋白會受熱並產生立即收縮的現象，促使膠原蛋白因而更新增生；加溫至42℃以上，就會深入真皮內（達到2公分的深部加熱），使得皮下脂肪因熱能破壞結構，從而達到減脂或塑身之目的。此療程主要可以消除雙下巴、嬰兒肥的臉部，及大面積的腹部、臀部、大腿、蝴蝶袖等局部肥胖部位。

保握肌膚老化前的黃金時間進行適度的雷射拉皮療程，除能減少細紋之外，也能維持皮膚的飽滿彈性。想變年輕真的不難，只要不放縱皺紋在臉上蔓延，讓拉皮光療成為新世代的必備保養醫療，才能打造「緊膚、療身」雙效合一的夢想。

微波拉皮對皮膚的拉提進化效果，可分為三個階段：

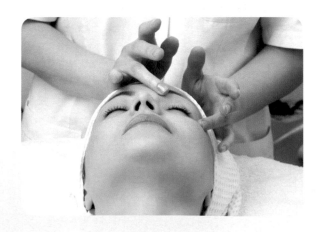

成份	效　果
I膠原收縮期	術後1～3天會因收縮而感覺到明顯緊實。
II膠原更新期	術後約3天～1個月，臉部會慢慢出現亮采的感覺；習慣以濃妝遮住皺紋的人，會發現粉不再需要那麼厚了。
III膠原彈力期	術後1～3個月就有緊實拉提的肌膚，這時候的肌膚真的不化妝也美麗。

雷射美容療程術後保養首重防曬與保濕

　　不論是何種雷射拉皮療程，術後想要達到最佳效果，就要看「防曬與保濕」的保養工作有沒有做到位。這是因為雷射美容療程多是藉由雷射所發出的熱能，刺激肌膚達到膠原蛋白增生，而雷射療程中雷射熱能蒸發皮膚表層水份造成的角質淨化效果，肌膚暫時會有脫水及缺水現象，因此術後的保濕保養就相當重要。

　　做完雷射美容療程之後，皮膚會暫時變得比較脆弱、對光敏感性較強，所以即便在室內也要避開暴露在鹵素燈或電暖器前；在戶外活動時可使用防曬產品和物理性防曬，皮膚才不會有反黑的風險。

　　飲食要避免煙酒與刺激性食物，如辣椒類、芥末、咖啡、茶、巧克力、可樂等含咖啡因的食物，以避免影響血液循環與代謝，並可增加動植物性蛋白質之攝取量，如乳類製品、雞蛋、魚類、瘦肉、豆類製品等，適量地補充這些食物，可強化組職修補的運作，以利皮膚癒合再生，並可快速換張青春美麗的臉龐。

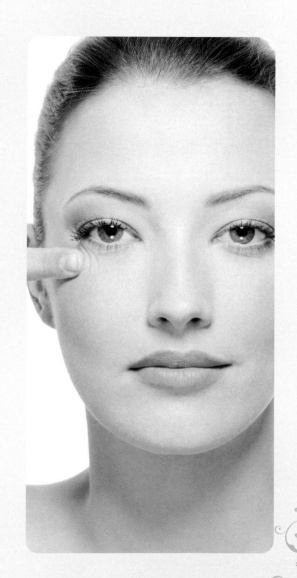

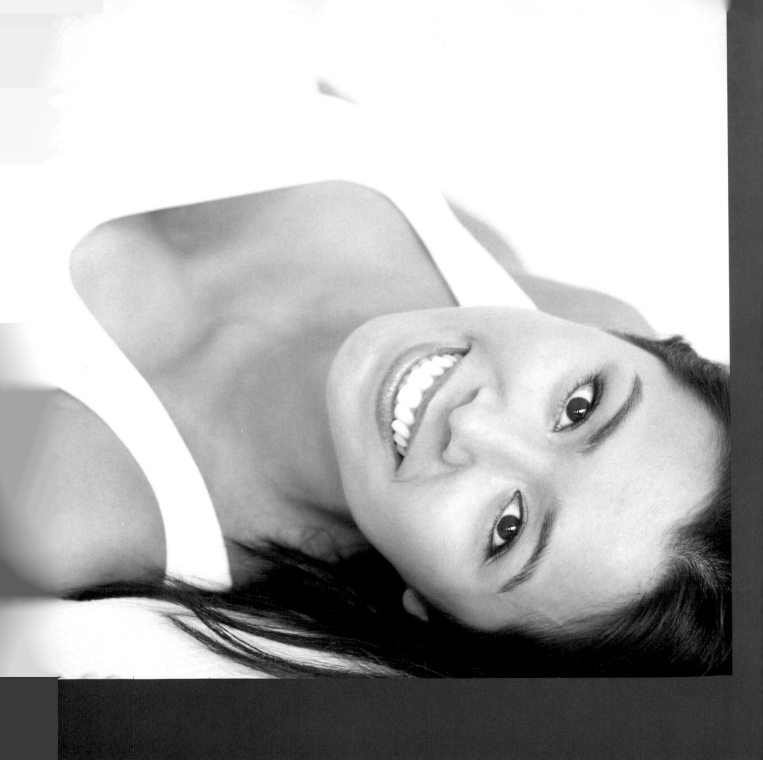

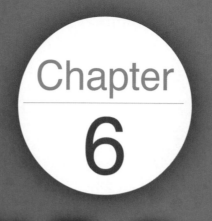

抗老化Q＆A

Q1 為什麼人會變老？

A

這個問題我必須說，也許只有上帝才知道。老化是人類生命過程中的晚期階段，或許這個宇宙間存在著長生不老的生命體，可惜我們拿不到它們的DNA來創造靈藥。

衰老和死亡都是人類不可抗拒的自然現象，引起衰老的原因有很多，目前並沒有單一的原因可以解釋，只能說有某些因素可能引起老化或加速老化，包括個人體質、生活習慣、外在環境等等，儘管如此，在一定的條件下，衰老的進展速度還是可以放慢的。只要我們有心就能積極抗老，延緩老化的速度，老化並不可怕，老的美麗又健康才是大家應該努力的目標。

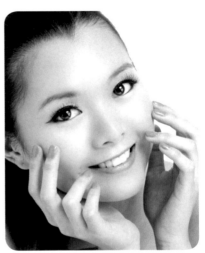

從幾歲皮膚開始老化？
幾歲開始抗老最適合？

A ·

其實人自出生開始，皮膚就隨年齡的增長而逐漸衰老，到25歲左右，雖然比不上18歲的模樣，整體而言還是不錯的，並不會立刻看出老態，但如果保養不佳，自30歲開始就會有明顯的老化現象，因此，與其在皮膚老化後才想辦法解決，不如及早抗老。

皮膚抗老化最好從25歲就開始，可選擇淨膚雷射這類入門保養款，不但有助於保養品吸收，更能常保肌膚健康與活力。

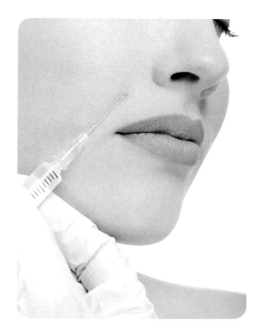

什麼樣的除皺方法是最好的？

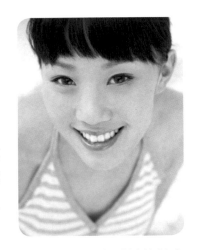

這個答案必須視臉部老化的狀況而定，如果已經有深刻的臉部皺紋與底層肌肉組織鬆垮的問題，要藉由傳統的拉皮手術才可獲得良好的改善，但手術效果好不好，做得是否自然，則考驗醫師的技術。

如果是對於臉部皺紋尚淺的朋友，我會建議以微整型的方式來做改善。由於臉部不同部位的皺紋有不同的解決方式，最好還是尋求專業的醫師來做諮詢。

最後我必須說，皮膚老化是人必經的路程，對於男性臉部有點皺紋其實沒啥大礙，相反的，反能增添一股成熟的男性魅力，但對於女性朋友，如何持續保持優雅的姿態，遠比計較臉上幾條小皺紋來得重要。

微整型注射會不會有副作用？什麼樣的人不適合施打？

A

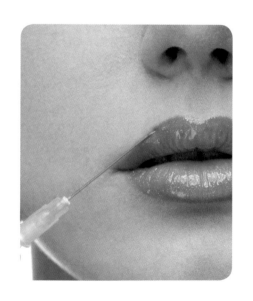

微整型的副作用不多，比整型的傷口更不易引發其他症狀。而且我必須說，微整型注射物可能引發的副作用大多是可以避免的，端看自己與醫生的心態，而且治療的時機與選擇的劑型也是成功與否的關鍵。至於什麼樣的人不適合施打？我只能說，不好好遵守微整型術前與術後保養原則，與對效果存在太急燥心態的人確實不適合選擇微整型。

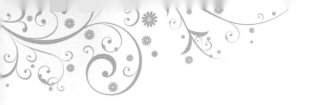

Q5 平均多久做一次微整型較適合？

A ....

現代人對於微整型知識的了解越來越深入，如很多人都知道玻尿酸注射持久度較短，平均約半年至一年後會完全被人體吸收掉，需再次注射。而針對臉部動態皺紋而施打的肉毒桿菌約3-6個月就要再做補強，但微整型注射有一個相當重要的觀念，就是頻率要適度。

我見過很多朋友，微整型注射一段時間後，臉部其實還維持得不錯，就因心理因素，才沒多久就要再施打，對於一般醫美診所，能多賺些業績當然開心，但其實非必要，且效果不大。微整型畢竟僅是對臉部細小問題來做美麗的調整，如果期望微整型可以讓整個人大變身，這種期待是相當不正確的。

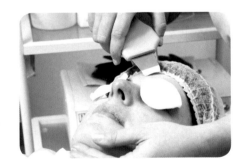

Q6 微整型術後要如何保養？

每一種微整型手術，在術後的保養和護理上都會有所差異，術前一定要充分瞭解術後可能遇到的問題，並且配合醫護人員的指導，才能有效減少不必要的併發症產生。同時清楚自己在各方面需要配合及注意的地方，才不會白白做了手術，卻因術後護理不佳，讓微整型效果事倍功半！

如果是關於雷射方面的微整形，術後皮膚的自我保護和防禦能力都會降到極低值，最直接的肌膚反映是皮膚乾燥，因此切記，防曬與保濕永遠是術後保養的最重要守則。且術前、術後至少一週停止使用A酸、果酸或水楊酸等成分的保養品；注射玻尿酸或微晶瓷，則要避免揉捏、泡溫泉、洗三溫暖等。居家護理方面，注重注射部位的保濕，可延長玻尿酸的效用；另外，施打肉毒桿菌幾小時後要避免平躺或按摩注射部位。

我該選擇抗老化療程了嗎？

 ....

抗老化是一個概念，它能使你活得更健康，並降低與老化有關的慢性病，以及延緩外貌的改變，因此，當男性在40歲左右，女性在35歲以後，身體的內分泌系統功能開始下降時，此刻就需要注意身體內在老化的狀況，開始選擇適合自己的抗老化療程。

不過生活在現代的人類，由於外在環境所產生對人體危害的毒素太多，與不正常的心理壓力，建議年輕時就可開始慢慢接觸些低階的抗老化療程，如排毒營養針，或是定期的淨血療程，抗老永遠不嫌早。

對抗外在的老化，時間儘量越早越好，甚至28歲起就可以開始做。反而是心靈的抗老運動，應該持續一輩子，把它當作是生活的一部分，時時刻刻都不忘提升自己的價值。

Q8 做了抗老化療程，多久才可以看到效果呢？

A ·

如果是外在的抗老化，如微整形，一般相當快，從馬上見效到一個月後見效的療程都有，必須視狀況及療程而定。如果是體內器官抗老化，平均約三個月後就可以看到明顯的改善，但仍需視個人身體狀況而定。

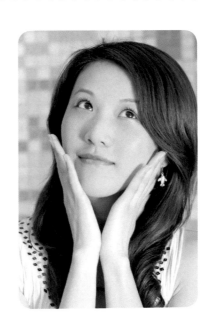

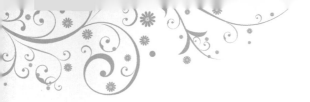

Q9 男生比女生老化得慢就不需要抗老了嗎？

A

．．

其實男生外貌老化的速度或許比女性慢，但內在器官老化的程度是差不多的，尤其台灣的工時長世界知名，很多男性超時工作導致爆肝的新聞時有耳聞，且男性當身體出現狀況時，不但會有害身體機能，還會影響性慾，曾有醫師估計，用於男性勃起障礙的藥品，在台灣長銷熱賣，因此現代男性應該要比女性更注重內在的抗老化保養，平時少煙酒，多運動，依身體狀況選擇抗老化的療程，才可維持男性強健的體態。

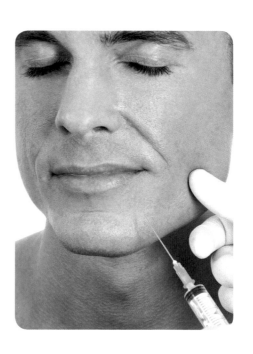

Q10 當生活習慣改善後，就可以一勞永逸了嗎？

A

很可惜，除非這個世界出現了長生不老的靈藥，即便當生活習慣改善後，只能說是對身體健康有加分的作用，可以更有能力抵禦外在環境的危害，並延緩老化的時間。不要把抗老化當作是場永不終止的戰爭，畢竟，這樣的心理壓力實在太大了，應該轉換個心情，當看著自己的身體狀況一天天朝正面的方向改進，繼而散發出亮麗的神采，不是件很快樂的事嗎！

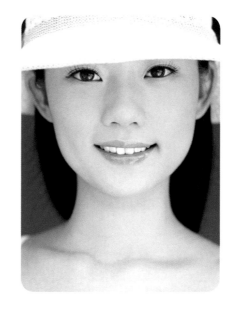

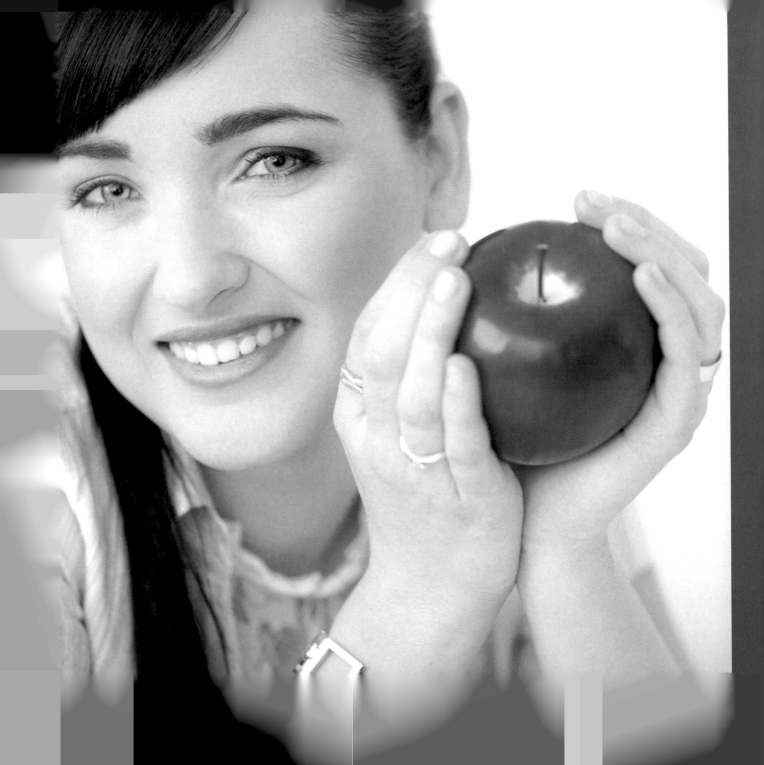

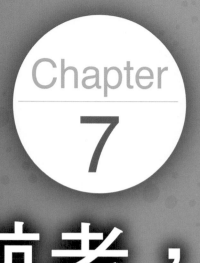

Chapter

7

抗老，
預防重於治療

均衡飲食是防衰老的關鍵

　　當你發覺自己外貌與身體狀態有一點老的時候，其實你已經不知不覺衰老一段時間了。以前覺得自己年紀尚輕，皮膚嫩滑，不必擔心衰老的問題。但日子一天一天過，皮膚每天遭受不同程度的破壞，例如陽光紫外線照射、生活壓力、吸煙、飲食不均衡等，肌膚均會逐步受損，衰老的情況漸漸出現。且體能狀態過了 25 歲顛峰期後，便慢慢走下坡，當警覺自己有老化現象時，其實老化已經悄悄上身很久了。

　　現代抗老醫學科技雖能挽救體內器官與外在容貌的老化，但真正要有效抗衰老，維持抗老回春療程後的健康狀態，均衡飲食是防衰老相當重要的關鍵點。

　　別以為抗衰老只為外在美，其實人之所以會出現衰老現象，與身體內的自由基有關，飲食習慣對抗衰老為何重要，主要原因在於造成現代人老化危機的關鍵不是營養不良，而是營養不均衡，尤其是無法從食物中攝取足量的營養素，對抗老化殺手──自由基。

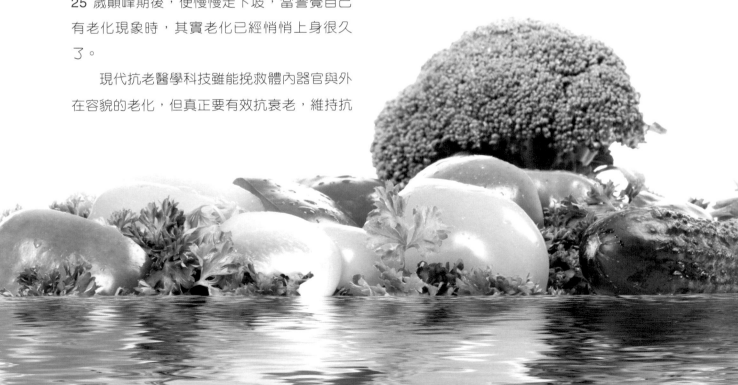

雖然我們人體本身就有抗氧化功能與對抗自由基的自禦能力，但現代人面對外在毒害環境的侵蝕，如常吃煎炸與高精製食物，以及壓力太大等，也會增加自由基的數量，單靠人體本身的力量已經不足消除過量的自由基與毒素，因此回歸天然與均衡攝取足夠抗氧化物的飲食，才可以維持身體健康，減慢衰老情況出現。

想要消除體內老化自由基，可多吃抗氧化食物，如綠花椰菜、蘆筍、甜椒、胡蘿蔔、洋蔥、大蒜、薑類、番茄、豆類等蔬果，此外，魚類、蘋果、燕麥、番薯、南瓜、堅果等，也必需在均衡飲食的清單之列。

均衡飲食是健康長壽的重要因素。食物提供人體各種必需營養，是維持生命的基本條件，延緩衰老的均衡飲食並非有特殊配方，或是吃昂貴食材及大量的抗氧化保健食品就可以抗衰老，上帝創造了隨手可得的五顏六色蔬菜水果，所謂「吃什麼，像什麼」，與其吃來歷不明的抗氧化藥丸，不如以純淨、新鮮的飲食，打造繽紛多樣的餐桌，汲取源源不絕的抗氧化青春能量！

除了均衡飲食，多做運動亦非常重要。運動促進血液循環，增加新陳代謝，有助減壓和增強抵抗力，且運動會令細胞對胰島素的敏感度增加。一些對果蠅和蛔蟲進行的研究發現，減少胰島素活動能夠延長生命週期。

要在日常生活中攝取均衡的營養素其實很容易，只要不偏食、少吃加工食品、多運動，與配合適度的抗老化回春醫療療程，抗衰老就能事半功倍。只要有決心，抗衰老永遠不嫌遲。

養成正確飲食習慣，勤做飲食日記

曾被翻拍成電影的英國著名小說「BJ單身日記」中的女主角，每天記錄吃下去的食物及體重，來時時警惕自己不要過度發胖，雖然偶而還是會因為情傷暴飲暴食，但做飲食日記，記錄自己吃下的食物，換個有趣的方式來弄清楚自己每天是否攝取足夠的營養素，即便一時

誤吞下許多垃圾食物，但如能藉由飲食日記提醒自己，慢慢改善後，就能幫助加強信念，讓正確健康的飲食習慣落實於生活中。

在飲食日記中先訂下明確的目標，避免過量的高脂肪食物、盲目地長期素食導致蛋白質攝取量不足，或是習慣性吃宵夜、不吃早餐等不良飲食方式，雖然這些養成正確飲食習慣的訴求都是老生長談，大家都知道要有良好飲食習慣身體才會健康，每天打開電視節目都有很

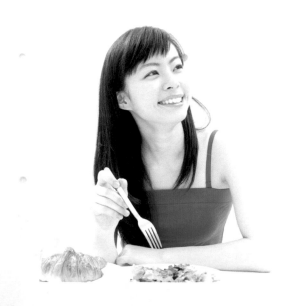

多專家教我們怎麼吃，但難免面對許多美食誘惑，總是會有很難抗拒的時刻，如果真無法抗拒油炸與甜食等誘惑，那就少吃吧，在自己的飲食日記中寫下「今天不及格、明天要加油」等字眼警惕自己。

飲食筆記中還可看出自己每日營養攝取量是否有偏食的現象，如以前討厭的抗氧化蔬果，看在含有維生素C、維生素E、β胡蘿蔔素及原花青素及蕃茄紅素等優質營養素，多少還是得吃個幾口；把零嘴蜜餞，或是看電視時一口接一口吞的馬鈴薯片，換成含有高量花青素的藍莓、小紅莓果乾，或是低糖高纖、促進消化的季節水果。

雖然很多人抱怨低油、低脂的食物不夠美味，人生還是要及時行樂，但想想為了自己健康美麗的終極目標，當有這樣的自覺時，嘴邊的香酥大雞排就少咬幾口吧！市售的油炸食品，往往是同一鍋油炸很多次，使整鍋油都變成過氧化油脂，因此吃路邊的雞排等於在吃讓自己老化的自由基。

魚與熊掌不可兼得，要健康美麗就要有所犧牲，但換個角度想，買再多的名牌衣福，還不如有個健康怡人的外在體態來得令人激賞，不健康的美食如果不吃太辛苦，那就忍忍少吃吧，試著多留意尋找生活中健康又美味的食物，為自己的飲食健康做筆記，當看著鏡中的自己一天天變得年輕又美麗，何嘗不是讓自己快樂又健康的好方法。

逆向操作，節食也可以抗老

節食並不是不健康與灰暗的代名詞，事實上輕微的飢餓比起飽食終日更有利於延緩老化。根據研究顯示，適度的限制熱量能延長壽命，也就是每餐吃到七、八分飽就足夠。尤其是對於消化吸收能力退化的中高年族群，低熱量、高優良蛋白質、低糖、低脂肪的飲食，除能有利於消化吸收，還能刺激生長激素釋放，強化身體功能、提振精神。

健康飲食有個很重要的觀念，就是戒除餐餐吃到撐，且在適度限制飲食中熱量的攝取量

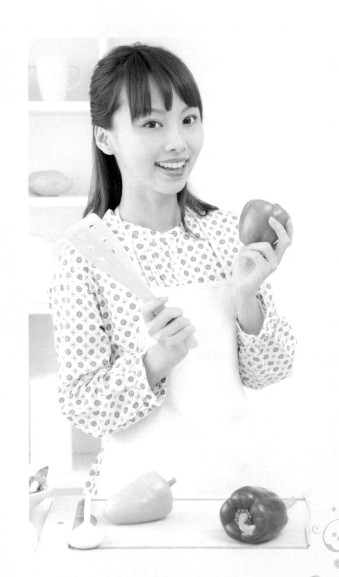

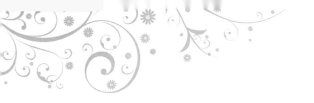

時，仍需攝取足夠的維生素及必要營養物質。當節食一段時間後，體內血壓、血糖、血脂率、膽固醇水平、心率及體重都可以看到一些積極朝向健康的變化，並減低慢性病患者如心臟病發生的風險。

另外，一項由美國華盛頓大學聖路易分校「CALERIE（低熱量飲食長期效應）」研究也指出，一天降低300-500大卡的熱量攝取，可減少體內發炎情況，連身體內相關老化荷爾蒙濃度也會明顯降低。一天降低300-500大卡並不難，例如以烤雞肉替代炸雞塊，以茶或開水替代奶茶，都可各減少300大卡；另外，每天一餐完全不吃油炸或炒的食物，或者一天少吃一大碗飯，同樣可以減少300大卡。

不過，對於某些族群來說，並不適合節食，如體重已經過輕的人、伸展台上過瘦的模特兒，因過度節食引發早逝的惡耗時有所聞。愛美也要顧健康，而有骨質疏鬆、肌肉鬆垮、貧血、健忘及頭暈，以及嚴重營養不良的人，如對維生素及必要營養物質的攝取量不足，會引起一些嚴重的併發症，如心臟衰竭和死亡，也不適合進行節食。

多喝水，好處多

塑化劑風暴席捲全台，使得曾喝過或吃過問題商品的民眾生活在疑懼中。飲料與保健食品中添加危害人體健康的塑化劑DEHP，如平地一聲雷重挫台灣飲食信心，很多每天一定要來個一杯香甜飲料的小男生，因害怕小雞雞長不大，開始乖乖的改喝水，「多喝水」不單只是電視上瓶裝水的廣告詞，更是排毒與抗老化健康飲食中不可或缺的角色，在舞台上依舊活躍的國際著名舞蹈大師林懷民就曾表示，多喝水是他維持青春活力的好方法。

水是人體含量最豐富及最重要的營養素，人體組織成份有三分之二是水。體內所有化學反應都是在水這個介質中進行，身體的消化功能、內分泌功能都需要水來協助進行；此外，水還是調節體脂的重要介質，並能代謝食物中的毒性物質。就像人們須經常洗澡，以洗刷體

外的汙垢，人們也要多喝水，才能把體內的毒性物質沖刷出來。

現代人吃得好，需要代謝的廢物也增多，如果不喝水，容易產生結石，尤其是高蛋白產生的痛風、結石，與體內毒素，都需靠水來排出。另外，當人體內的水分不足時，腎臟不但必須花很大的力氣才能排出廢物，而且也會造成皮膚粗糙，精神、體力不好，抵抗力弱，以致出現容易感冒、生病的狀況。

而對於想減輕體重，又不肯喝足夠水的人，當身體的水份不足時，體內的脂肪便不能進行代謝，結果反而使體重增加。此外，多喝水也有助於減少水分滯留在體內，許多人眼圈下面浮腫、身體虛胖，以為是水喝太多了，其實要減少水分滯留，不是限制飲水，而是要多喝水。

保健食品怎麼吃才健康

現代人崇尚養生，保健食品（包括維生素、礦物質、營養補充劑、草藥及健康食品）

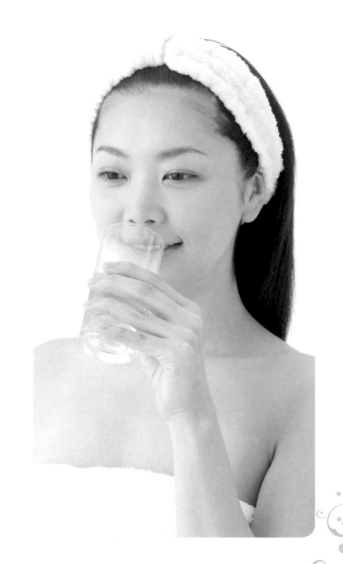

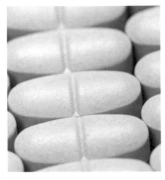
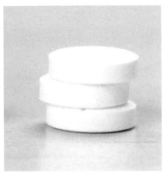
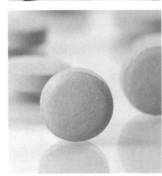
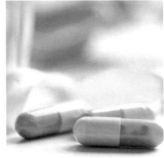
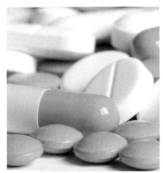
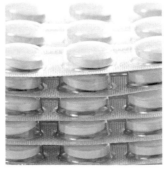

幾乎已經成為每日必需品，根據衛生署統計，國內有超過半數以上的人長期吃維生素，一年花在保健食品的花費可蓋半棟101大樓，但其實保健食品總歸來說也是藥品大類，過量仍會有害健康，到底該怎麼吃才不會出問題？

以國人最熱愛的維他命來說，維生素雖有「維持生命的營養素」之稱，但在眾多維生素中，A、D、E、K等油溶性維生素，因不易排出而在體內蓄積，服用時要特別小心，臨床上就常碰到小朋友因服用過量維生素A、D而出現中毒的個案。

是否人人需每天吞一粒維他命？其實現代人最大的健康問題不是營養缺乏，而是攝取不均衡，才會需要藉由維他命來當補充劑，但是否要一天一顆，我的看法是一周吃幾次就好，才不會對身體造成太大的負擔，且身體對營養素的吸收並非照單全收，有時吃得少，反

而會強迫細胞吸收得更好。

　　此外，維生素會和某些藥物產生相互作用，增強或降低藥物在身體裡的作用，服用時也要多加留意，比如維生素C會增加鈣質吸收，尿酸偏高及腎結石患者別過量服用；至於服用抗凝血劑的患者，除不要吃深綠色食物外，也不要服用維生素K；而台灣老人家最愛使用的鈣片及維生素D，因為有些鈣片是已含維生素D的複方製劑，如另外再吃維生素D，容易在體內蓄積而發生中毒的情形。

　　近年來在台灣熱賣的抗氧化物雖然可以清除老化殺手自由基，但根據最新的國外研究指出，如果吞服抗氧化物過量，反而會適得其反，加速身體氧化反應，讓自由基增加，且抗氧化物服用過多時，會清除體內的一氧化氮，造成血管無法擴張導致心臟病。

　　另外，台灣人服用保健食品最常發生的問題就是混著吃，只要是電視購物頻道或廣告說好的東西都要買下來，深怕漏掉，但其實維生素和保健食品經常與西藥發生交互作用，如同時服用阿司匹靈、抗凝血劑、魚油，會大幅增加出血風險，使用前最好詢問醫師的意見；紅麴和降血脂史達汀類藥物成分相同，併用有過量風險；抗生素也不可和益生菌一起吃，以免把益生菌也殺死了；纖維類的保健食品如車前草等，會減少止痛藥普拿疼藥效，因此最好先服用西藥，等兩小時藥物吸收完畢後再服用保健食品比較安全。

　　在選擇補充保健食品時，還是得注意自身的飲食習慣、作息，畢竟保健品只是輔助，要能越吃越年輕，除了要請專業醫生謹慎評估自己身體健康狀態外，改變不良生活習慣，回歸健康均衡的飲食，才是抗衰老的最佳之道。

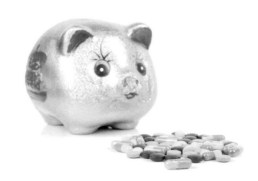

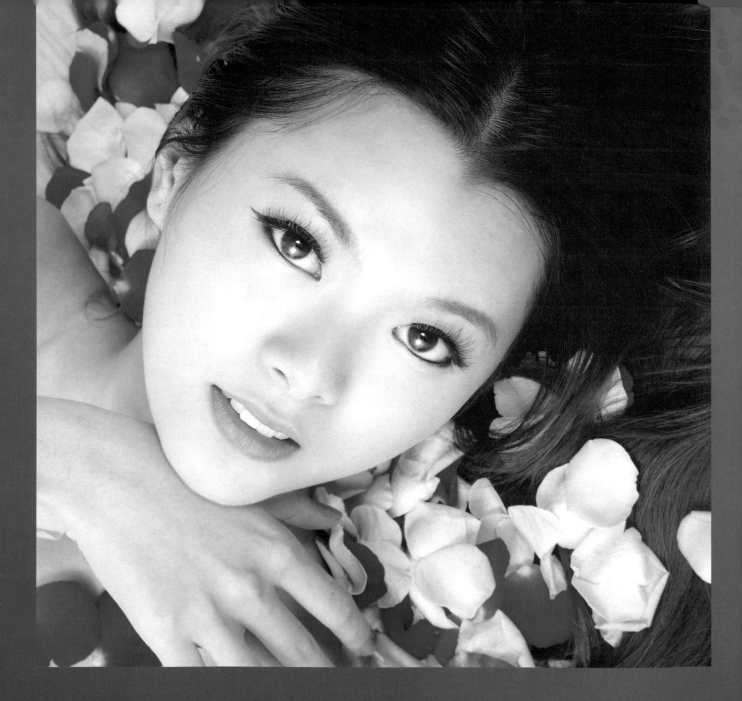

Chapter

8

選對髮妝
讓你變年輕

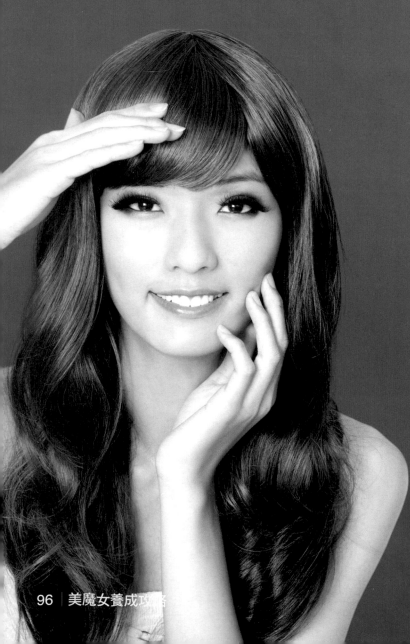

前言

　　某天面對鏡子，打量著臉上每個部位和細節才赫然發現，怎麼肌膚已不像10年前緊緻且充滿光澤？為什麼愈想用妝遮蓋細紋卻愈明顯？仔細想想，你可有隨著年紀改變化妝方式？不僅流行趨勢會變，膚質也會改變，了解肌膚問題並調整彩妝技巧，才能充滿好氣色。化妝畫不好反而會凸顯皮膚的瑕疵，所以優先了解肌膚問題，抓住重點就可打造無齡肌膚。

　　此外，髮型很容易隱藏女性的年齡。一個合適的髮型能讓妳更亮眼，選對了髮型可令年齡大大減少。正在為「三千煩惱絲」猶豫不決的女性們，如果拿不定主意換直髮還是捲髮，時尚總編莊俊龍提供減齡感十足的各種髮型，想要「裝嫩」的女性們心動不如趕快嘗試吧！

年輕髮型知多少？

　　頭髮的長度、顏色的選擇、直髮還是捲髮等，其實都潛藏著極大的學問。以下分別介紹長髮、直髮和捲髮造型，讓妳整體看起來不只清爽也充滿朝氣。

年輕Look1·直髮系列

　　在多數人印象中，捲髮是比較女人味與成熟的標誌，而清湯掛麵的直髮則象徵著自然與清純。所謂「背影殺手」通常都留了一頭長直髮，因為保養得宜的飄逸黑直髮的確是年輕的標誌。除了保養要更加小心謹慎外，使用「三七側分」的髮線會顯得更年輕，同時臉型看起來也更完美。但要注意的是，長髮若是修剪得過於整齊，並不會有時髦的復古感，反而變得老氣；還有緊緊貼在頭皮上的直髮，也是更顯老的象徵哦！

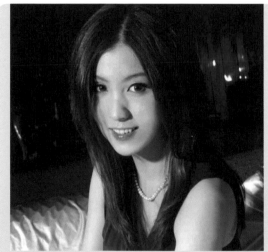

照片提供：質男幫

直髮造型Style：清爽靈動直髮
髮型重點：光澤感×直髮處理
髮型點評：不同於一般日系髮型有甜美感，這款髮型既充滿清純味，又不失灑脫。此款直髮的柔順可修飾下顎較寬、顴骨突出的臉龐，拉長臉型的同時更提升了髮型的舒適度。

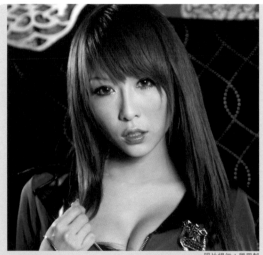

照片提供：質男幫

直髮造型Style：層次感直髮
髮型重點：層次感×劉海處理
髮型點評：偏分的劉海能極好地修飾臉型，在齊劉海上偏分，沒有娃娃頭的厚重感，又不失飄逸的感覺，還能有小臉和減齡的作用。在整個髮型層次上做出立體的剪裁，讓髮型活潑起來，而髮尾一點點的層次感使沉悶的直髮有了活力。

年輕Look2·捲髮系列

女性都偏愛長髮，可是總覺得直髮太貼會顯得臉上肉多，那不妨嘗試長捲髮，不但更時髦更嫵媚動人，還有百分百的瘦臉功效，是掩蓋臉部缺陷的好方法。

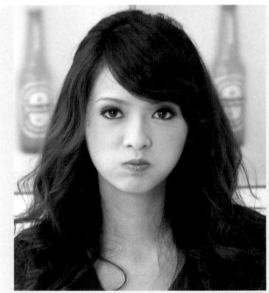

照片提供：質男幫

捲髮造型Style：乖巧甜美的長捲髮
髮型重點：空氣感×髮捲處理
髮型點評：肉感圓臉的女性透過長捲髮和劉海的搭配，整體包裹著臉頰會有完美的小臉效果，而且讓眼神更加靈動有神。此外，此款髮捲細密層疊、柔軟蓬鬆的效果，有種慵懶的隨性感，更增添了一份恬靜清新的年輕氣質。

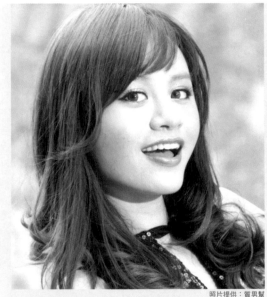

照片提供：質男幫

捲髮造型Style：蓬鬆蘑菇捲髮
髮型重點：暖金髮色×蓬鬆感
髮型點評：整個髮型的髮量都幾乎集中在耳際的部分，然後燙出很有線條感的捲度，做出絕對的蓬鬆感。左右兩側雖很短，但線條往前撥時，也可修飾到臉型。暖金髮色性感又流行，還減輕了髮型原本的厚實感，感覺輕盈許多，有青春活力的感覺。

年輕Look3·綁髮系列

常綁馬尾的女性應該了解，若是馬尾綁得不夠緊，容易下垂顯得沒元氣；但如果綁太緊，一整天就會不舒服，而且頭皮也會很緊繃。因此，如何讓馬尾又翹又挺又有活力，又不用綁太緊，還真是一門青春的學問呢！其實只要透過幾個簡單的心機技巧，就能打造出清爽、可愛的馬尾風格。

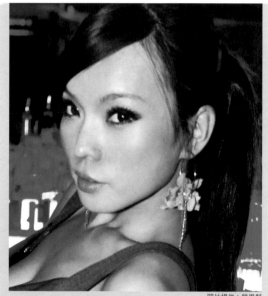

照片提供：質男幫

綁髮造型Style：長髮馬尾
髮型重點：厚直長髮×高馬尾
髮型點評：一般長頭髮綁馬尾，因為重量太重，如果沒綁緊，支撐力不夠就會往下垂。但是用分段的綁法，一方面可減輕馬尾的重量，另一邊纏繞的頭髮就可有效支撐馬尾重量。馬尾把臉部輪廓修飾得乾淨俐落，看上去人都變年輕啦！

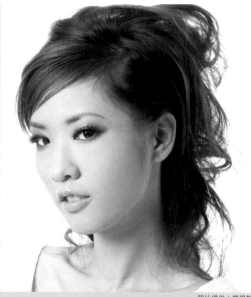

照片提供：質男幫

綁髮造型Style：蓬鬆馬尾
髮型重點：捲翹髮尾的馬尾
髮型點評：在髮根部分製造蓬鬆度，梳理至黃金點的位置用皮筋和黑夾子固定；最後將頭頂頭髮挑起製造蓬鬆度，髮尾全部纏繞在皮筋處再用黑夾子固定。

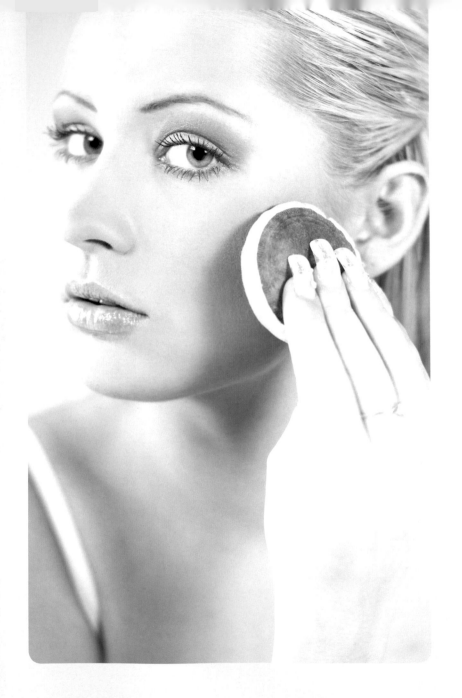

Young妝怎麼畫？

　　隨著年齡增長，肌膚的狀況越來越差。比如因局部乾燥，很容易產生小細紋或者法令紋，還有那些由於嚴重痘痘所留下的痘痕、毛孔粗大以及暗淡無光澤的膚色等，無不顯示出衰老的跡象。也許妳真的是上了年紀，又也許妳根本就還很年輕，只是肌膚太差而已，但這些都不重要。解決這種情況最需要的是，馬上展開對肌膚全方面的護理，並使用減齡的彩妝，一個能變年輕的化妝方法。

young 妝1·簡單系列

　　不要以為化妝是個費錢又費力的工作，其實掌握好技巧，每天上班前畫一個清新簡單的妝容，對別人是一種尊重，對自己而言也能提高信心。

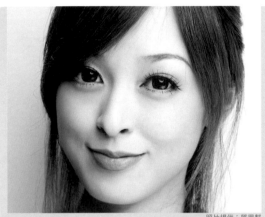

照片提供：質男幫

簡單妝容Style：清新淡妝
彩妝重點：整齊眉型×假睫毛×近膚色底妝
彩妝點評：首先以指腹輕彈的方式，把粉底在全臉均勻地塗抹，注意在毛孔粗大處要用逆毛孔的方法往上彈推，才可讓妝容更加平整。再來，臉上的斑點和疤痕都要用遮瑕刷輕點遮瑕，由於斑點通常都是偏咖啡色，所以可選用偏紅色系的遮瑕膏，造成隱形修飾的效果。而後以同樣逆毛孔的方式，沾取適量的遮瑕膏刷拭毛孔，特別是兩側鼻翼的毛孔，使其隱形。最後，別忘了在兩頰側邊刷上比肌膚深一色的修容餅，並由髮際處往下巴刷，就可有瘦臉的效果。

簡單妝容Style：光澤感妝容
彩妝重點：咖啡色眼影×假睫毛×黑眼瞼
彩妝點評：光影變化塑造立體臉龐，以亞光為基礎肌底色，通過在面部突起區域的高光和顴骨外側輪廓的暗色粉底，雕琢出臉部的立體感。強調妝容的光澤質感，腮紅及唇色選用亮麗的橘色，眼影統一選擇咖啡色系，會有突出的光澤感，切忌厚重、髒髒的感覺。

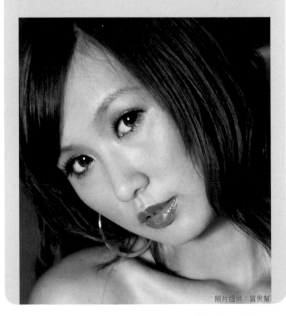

照片提供：質男幫

young 妝2·進階系列

　　深具舞台效果的煙燻妝，已經成為每一季彩妝的時尚指標，也是許多年輕女孩相繼仿效的妝容。但持續發燒好幾季的煙燻妝，現在變得更多彩多姿了，綠色、藍色或是紫色的煙燻，再加上淡淡珠光效果，更適合青春洋溢的美女們。

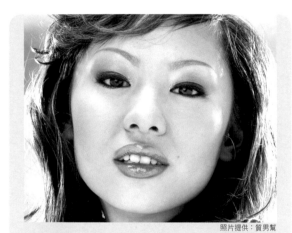

照片提供：質男幫

進階妝容Style：小煙燻妝

彩妝重點：漸層式眼影×黑眼線

彩妝點評：畫煙燻妝時最重視的就是暈染的技巧，要將顏色推出深淺的漸層感，許多小女生直接以眼線筆在眼褶上畫上粗粗的眼線，但由於只有畫上眼線並沒有將顏色推勻開來，在眼睛四周黑抹抹的一圈，整體妝容看起來就不乾淨。所以，煙燻妝初入門者，可使用膏狀或是筆狀的產品，只要沿著眼褶處先描繪上色彩，再用手指將顏色稍微往上推勻開來，馬上就會形成淡淡的小煙燻，充滿朝氣和活力的神秘感。

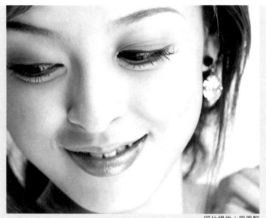

照片提供：質男幫

進階妝容Style：藍影煙燻

彩妝重點：漸層式眼影×黑眼線

彩妝點評：以黑色眼線，配搭粉紅、粉藍眼影，不要全深色是重要原則；上、下眼影使用不同色彩，同側眼影更可上多種色系，以凸顯眼部。此款繽紛亮眼的煙燻眼妝：先在眼部畫上黑色眼線，但是不要全面使用深色，建議眼影搭配粉紅、粉紫或天藍等色彩；其次，運用銀灰眼影打亮眉骨，搭配繽紛煙燻眼妝，就是高雅迷人的媚惑眼妝，充滿狂野性感的風格。

young 妝3·安全系列

專業適合的妝容，可修飾臉部的缺點，讓熟女依然表現出年輕亮眼的風采；反之，就會因妝容差異而頓時老上好幾歲。女性們若不想因小失大，就要注意跟著每一季變換的彩妝技巧。

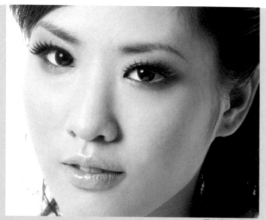

照片提供：質男幫

安全妝Style：上提式眼角
彩妝重點：漸層式眼影×黑眼線
彩妝點評：眼角下垂給人像是沒睡醒的感覺，所以眼妝要先往上發展，讓眼睛大了1/2才開始畫下眼影，如此一來才能把眼形拉更大；總的來說，下眼影的威力不僅能把眼睛size變大，也讓眼睛瞬間晶亮有神。使用淺色更顯清新，深色像煙燻妝不適合上班族，可用珠光紫色等淺色，頭輕尾重漸層，左右橫向畫；下眼尾三角地帶加深製造陰影，讓睫毛看起來更濃，眼型就會跟著往上拉提。

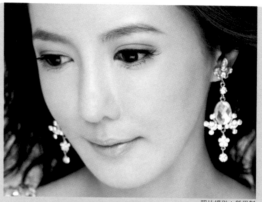

照片提供：質男幫

安全妝Style：兩段式眼影
彩妝重點：眼妝單一色彩×二段式眼影
彩妝點評：眼妝以前後兩段式的畫法，凸顯出眼睛的立體感。前段以金色為主，後段以淺粉彩為主，而眼影妝單一黃橘色系，看起來真的不衝突。深色與淺色交界處暈染的位置，不超過眼尾的眼白範圍；眼影的表現有很多種，年輕化最主要就是要能夠修飾眼型，尤其讓下垂的眼型獲得調整。此款畫法適合單眼皮或內雙型女生，不但可表現出色彩的層次，也會讓眼妝呈現拉提感，頓時讓眼睛精神了起來，時尚中又不失女性的柔媚氣質。

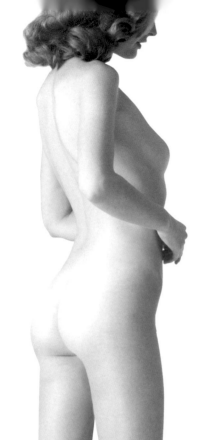

雙波體外溶脂

- 非侵入不動刀
- 溶脂快速見效
- 安全無副作用

結合"超音波共振科技"及"微波科技"可以達到雙波體外溶脂，除了造成脂肪細胞數量上的減少及體積上的減少，過程完全不需麻醉藥品、安全無痛。

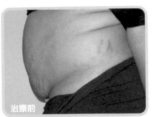

治療前

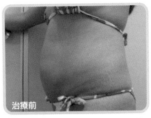

治療前

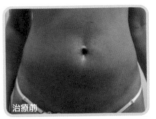

治療前

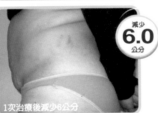

減少 **6.0** 公分

1次治療後減少6公分

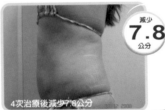

減少 **7.8** 公分

4次治療後減少7.8公分

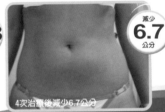

減少 **6.7** 公分

4次治療後減少6.7公分

雙波體外溶脂		侵入性抽脂手術
減少脂肪數量；利用超音波共振科技從體外破壞脂肪細胞膜後，由身體自行代謝	脂肪狀態	減少脂肪數量 以手術及侵入性的方式破壞及抽出脂肪組織
完全無傷口	創傷	有，數週至數個月的恢復期
完全無需麻醉	麻醉方式	局部打入麻醉溶液
極高	安全性	低，可能造成脂肪栓塞或神經受損
完全無痛	疼痛度	麻醉藥效過後依然疼痛
無	副作用	有可能產生凹凸不平
無修復期：不影響生活與工作	恢復時間	1~2週
無需穿著緊身衣	緊身衣	需穿緊身衣約數個月
塑身+拉皮	效果	塑身

總代理/娜傲絲翠 股份有限公司 北市內湖區行忠路58號5樓 (02)8791-7778

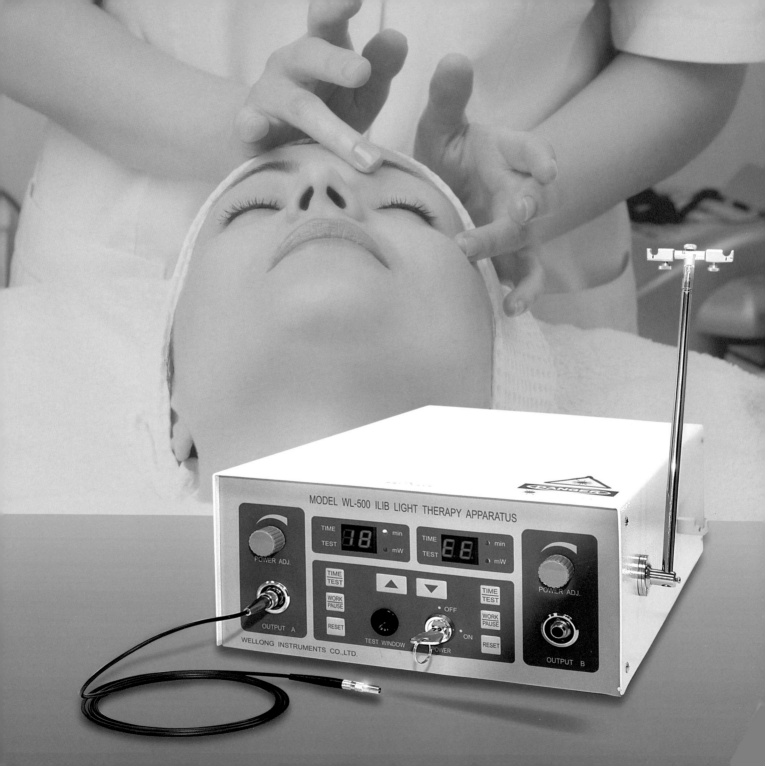

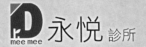

3D-MRA
數位頻譜細胞監測系統

3D-MRA（數位頻譜細胞監測系統）為俄羅斯太空總署所研發，一個能夠借由體內組織、個別細胞所發出獨特生物波的特性來追蹤身體狀態的儀器，為您管好細胞維護健康。

剪下虛線憑本券可兌換

3D-MRA（數位頻譜細胞監測系統）免費檢測一部位乙次

永悅診所（須提前預約）　預約專線：02-2731-1949

地址：台北市忠孝東路四段50號7F (忠孝復興3號出口)　網址：www.drmeemee1949.com.tw

紫愛奇蹟　啟動永恆之美

Eternal Beauty Activation BIOLET

J60類間質幹細胞分泌素 ∾

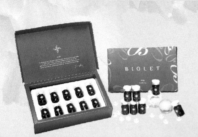

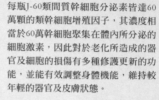

每瓶J-60類間質幹細胞分泌素皆達60萬顆的類幹細胞增殖因子，其濃度相當於60萬幹細胞聚集在體內所分泌的細胞激素，因此對於老化所造成的器官及細胞的損傷有多種修護更新的功能，並能有效調整身體機能，維持較年輕的器官及皮膚狀態。

育膚術 ∾

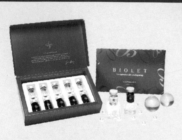

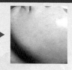

藉由珊瑚粉末搭配手技按摩的過程中，讓數千種礦物成份釋放出來，並同時產生離子交換作用，將最優質之幹細胞精華液導入至真皮層，達到培育新生肌膚的煥膚效果。

系列保養品 ∾

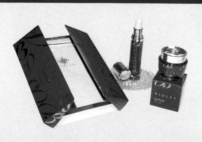

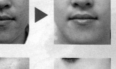
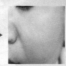

全系列商品中每一瓶均含高單位10%幹細胞，及深海珍貴鱘龍魚子萃取液，適用於乾性肌膚、敏感脆弱肌膚、老化缺水肌膚，還原肌膚天然保護膜，修復各種肌膚問題。

憑虛線剪下此卷可體驗智慧型幹細胞育膚術乙次

永悅診所 (需提前預約)　　預約專線：**02-2731-1949**

地址：台北市忠孝東路四段50號7樓(忠孝復興3號出口)　　網址：www.drmeemee1949.com.tw

金塊 文化

作　　者：戴文瑛
發 行 人：王志強
總 編 輯：余素珠
美術編輯：JOHN平面設計工作室

出 版 社：金塊文化事業有限公司
地　　址：新北市新莊區立信三街35巷2號12樓
電　　話：02-2276-8940
傳　　真：02-2276-3425
E - m a i l：nuggetsculture@yahoo.com.tw

匯款銀行：上海商業儲蓄銀行新莊分行（總行代號 011）
匯款帳號：25102000028053
戶　　名：金塊文化事業有限公司

總 經 銷：商流文化事業有限公司
電　　話：02-2228-8841
印　　刷：詠富資訊科技有限公司
初版一刷：2012年11月
定　　價：新台幣250元

ISBN：978-986-88303-7-0

國家圖書館出版品預行編目資料

美魔女養成攻略：戴文瑛的無齡秘方 / 戴文瑛著.
-- 初版. -- 新北市：金塊文化, 2012.11
108 面；20 X 21公分. -- (漂亮系列；5)
ISBN 978-986-88303-7-0(平裝)
1.皮膚美容學 2.皮膚科
415.793　　　　　　　　　101021914

美魔女養成攻略──戴文瑛的無齡秘方

漂亮系列05